肺炎で死にたくなければ
朝・夜1分の「肺ストレッチ」
で肺を鍛えなさい！

加藤雅俊
李友君——譯

1分鐘 肺部伸展操

提升心肺功能、免疫力，預防肺炎！

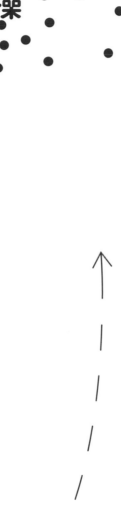

前言

最近我周圍經常聽到這樣的心聲。

「現在很少外出。」

「老是在家裡看電視。」

「最近突然變胖了。」

「沒有再和別人見面。」

「總覺得情緒低落。」

假如你也有這樣的感覺就要小心了。你的免疫力可能在急遽下降。

免疫力下降的原因在於運動不夠

很多人為了防止病毒感染，幾個月幾乎足不出戶，遵守不外出的原則。然而，從健康的一面來看會是如何呢？其實這會讓免疫力不斷下降。

這是因為免疫下降的原因，幾乎都來自於運動不夠。免疫下降會引發各式各樣的疾病。比方說，即使沒有感染新型冠狀病毒，想必之後罹患慢性病的人也會不斷增加。

就算新冠肺炎之禍平息，日後或許還會出現未知的病毒。屆時你的免疫力會低迷不振，轉眼間就感染未知的病毒，罹患肺炎。

依賴藥物不會變得健康

日後，要是新型病毒陸續出現，疫苗或治療用藥也完全趕不上。沒錯，依賴藥物是不行的。想要在未來的時代求生，終究還是要學習如何憑一己之力治療疾病，預防疾病。

早在我以前任職於製藥公司時，雖然也會重視用藥物緩和症狀，卻不斷思考如何從更根本的方法強健身體。最後摸索出來的方法，就是藉由運動、東方醫學、飲食療法及其他途徑，讓原本人類就擁有的「自癒能力」甦醒。尤其是活動身體，更是讓我體會到預防和治療疾病的功效，這在以往的著作中也介紹過。

鍛鍊肺部＋全身肌肉的「肺部伸展操」

這次本書要介紹的是「肺部伸展操」。要預防肺炎，就必須鍛鍊出不輸給疾病的鐵肺。而且還需要提升心肺功能，讓肺部周圍的肌肉變得柔軟。

所以做了「肺部伸展操」之後，不只是肺部，也可以鍛鍊整個身體的肌肉。鍛鍊全身的肌肉還能預防失智症。雖然也有使用遊戲軟體的腦部訓練法，但若沒有實際活動身體，也不能預防失智症。身體和腦部相連，活動身體之後，自然也可以鍛鍊腦部。而且在鍛鍊身體之後，還能培養出強健的身心抵抗壓力。

將「肺部伸展操」變成每天的新生活習慣！

本書將會介紹早晚各做大約一分鐘的肺部伸展操。

早上做喚醒身體的動態肺部伸展操，晚上則要在睡眠前做調整身體的靜態肺部伸展操。還會額外揭露正面和背面的伸展操，一次就能刺激整個身體的肌肉。

動態肺部伸展操也要使用椅子刺激體幹。動作簡單好記，而且做起來不會乏味。雖然1到17的動作統統做完只要三十秒，但可別小看這三十秒。對以往在日常生活中久坐或幾乎沒運動的人來說，或許會稍嫌吃力。

然而，讓人有點上氣不接下氣的「微喘運動」（參照54頁），對於肺部功能也是相當好的刺激，所以請至少要做一輪，習慣之後再做好幾輪。

書中還會介紹居家也能輕鬆做的「『一心多用』肺部伸展操」（90頁），能夠邊看電視或邊坐在沙發上進行，希望各位可以天天做。

你的肌肉會幫忙提升免疫力，預防疾病。藉由「肺部伸展操」打造身體，就無須過度依賴藥物或醫院，不管出現什麼病毒都有自信「擋得住」。

現在請馬上把「肺部伸展操」，納入未來時代的「新生活方式」。

加藤雅俊

目次

PART 1

藉由「肺部伸展操」和「飲食」提升免疫力！

PART 2
認識「肺炎」和「肺部」的相關知識

PART 3

提升免疫力！「肺部伸展操」

PART 4

提升免疫力！「新生活習慣」

正文插圖：杉山美奈子
美髮：福井乃理子（SEED STAFF）
造型：梅本亞里（SEED STAFF）
模特兒：中野優香（SPACE CRAFT）
服裝協力：suria　https://online.suria.jp/
正文排版：朝田春未
編輯協力：圓谷直子

PART 1

藉由「肺部伸展操」和「飲食」提升免疫力！

新型病毒恐怖的地方

新型冠狀病毒傳染病將我們的生活方式完全改變了。

即使感染新型冠狀病毒，大多數人也只會出現和普通感冒一樣的症狀，接著就直接痊癒。不過從厚生勞動省的報告可知，七十幾歲的死者占了八成以上，老年人往往容易惡化為重症。

病毒藉由不斷感染增強威力

當初有人說：「新型冠狀病毒的毒性比流感病毒弱，沒必要那麼擔心。」

因為從以前就知道，冠狀病毒本身就是引發感冒的元凶。

罹患感冒之後，就會出現流鼻水、鼻塞、喉嚨痛、咳嗽或有痰的症狀。雖然這些稱為

「感冒症狀」，原因卻在於各式各樣的病原體，其中還有以前就存在的冠狀病毒。

那為什麼新型冠狀病毒會這麼可怕呢？

病毒恐怖的地方之一在於**每次由人傳染給人之後，威力就會增強**。新型冠狀病毒（COVID-19）的特徵是感染力比舊型還要強。

病毒感染給人之後會在人體內增殖。當然身體也會抵抗，於是體內就展開一場病毒對人類的戰鬥。

倖存的病毒會感染下一個人。感染的病毒沒有敗在人類的抗戰之下，傳給第五個人、第六個人之後感染力就會增強，或是為了倖存下去而自行變異。這樣一來就會出現病勢加重的人，有時還會導致死亡。

即使是原本「弱小」的病毒，也會在每次由人傳染給人之後不斷增強威力——這就是病毒不可小覷之處。

只要有疫苗或特效藥就好了嗎？

「不過，只要開發疫苗，就不用害怕新型病毒了吧？」或許有讀者會這樣認為吧。

但請仔細想想。不只是冠狀病毒，各種新型病毒以後會不會在任何時候出現，沒有人知道。就連季節性流感也陸續出現新種，而且目前難以預測這一年會流行哪一型。

原本疫苗就是從新型病毒流行算起，經過很長的時間才能使用。你在那之前要一直靜靜地待在家裡嗎？每逢新型病毒出現時，就得一直害怕沒有疫苗，提心吊膽生活嗎？

病毒沒有治療用藥

原本病毒就沒有治療用藥，要製造是不可能的。

病毒的形狀、大小與基因種類各有不同，即使能夠針對一種病毒製造一種藥劑，現存的病毒也有大約三萬種。另外，病毒由人傳染給人之際，就會化為「變異種」。考慮到這項特性，沒有一家製藥公司能夠經手開發病毒治療用藥。

看看報導，雖然「〇〇製藥公司正在開發新藥」之類的消息蔚為話題，但那不過是「抗病毒藥」而非治療用藥。只能一味抵抗，設法讓病毒不要增殖。

另外，即使新型病毒的疫苗製造成功，也不知道能夠藉由接種產生多少可靠的抗體，而且非常難以確保安全性。比方像是注射子宮頸癌疫苗致死，演變成訴訟問題的爭議，相信大家都記憶猶新。

看來以後**唯有練出能夠抵抗細菌或病毒的身體，而不依賴天曉得何時會製造成功的藥物或疫苗**，才是最佳的策略。

那麼，該怎麼不依賴藥物，靠自己的身體和細菌奮戰呢？本書會把方法告訴各位。

會不會得肺炎死掉，取決於「免疫力的不同」

各位在看到報導之後會不會疑惑：「明明感染同樣的病毒，為什麼症狀因人而異呢？」連感染都沒有的人、即使感染也在不知不覺中痊癒的人、發燒好幾天向學校或公司請假的人，以及不幸陷入病危狀況的人……不只是新型冠狀病毒如此，就連單純的感冒，出現症狀的方式也是五花八門。

其實流感傳染病也讓許多人病重入院，還有人不幸喪命。光是二〇一九年一月～三月，就有三千以上的人因流感傳染病身亡，數量遠比因新型冠狀病毒傳染病身亡的人還要多。

新型冠狀病毒也一樣。有輕症的人，也有死亡的人。遇到新型冠狀病毒，老年人或慢性病患者更容易變成重症。這是怎麼回事呢？

任誰都具備的「免疫力」

相信各位周遭也有「容易感冒」和「不容易感冒」的人在，而各位自己也有容易和不容易感冒的傾向差異。明明行動範圍相近，環境當中的溫度、溼度，以及病毒或細菌等異物污染的程度也沒有改變得那麼大，症狀卻出現差異，原因就在於每個人的「免疫力」不同。

關於「免疫」將會在23頁詳細說明，假如免疫機制這種「保護身體的力量」順利運作，就會變得「擁有免疫力」、「免疫力高」。相反的，假如沒有順利運作，就會變得「沒有免疫力」、「免疫力低」，遭受傳染病或疾病的折磨。

「免疫力」是我們人類進化的過程當中學會的能力，任誰天生就會懂。假如飲食生活的變化、運動不夠、壓力過大或其他因素導致免疫力出現差異，就只有自己才知道該改善什麼地方以提升免疫力。

「細菌」和「病毒」的不同

了解關於「免疫」的知識之前，各位有沒有想過「病毒到底是什麼」？沒關係，大多數人都不知道「病毒」和「細菌」的差異。首先就從解開口罩的錯誤觀念談起。

病毒不能戴口罩防護？

細菌約為1μm（微米，毫米的1／1000），病毒是細菌的十分之一大小，流感病毒的尺寸為0．1μm，非常渺小。

口罩纖維的縫隙是病毒的五十倍，無法防止病毒入侵。口罩充其量只是在咳嗽或打噴嚏時防止飛沫用，請各位理解這一點。另外，醫療用的N95口罩，也是用來保護人類不受外界空氣中蘊含的細菌或其他微生物傷害，所以就連醫療用口罩都不是為了防止病毒入侵。

病毒不是「生物」

細菌和病毒最大的不同，就在於細菌「是生物」，病毒「不是生物」。病毒不像細胞一樣擁有細胞的結構，而是由遺傳物質（DNA、RNA）和包覆在外的殼或膜組成，構造單純。

假如將「能夠自行增殖」、「能夠自行產生能量」當作「生物的要件」，則病毒既不能自行增殖，也不會產生能量。因此，病毒會為了增加夥伴而鑽進人類的細胞內，製造和增殖自己的分身。這就是所謂的「感染」。

細菌或病毒的大小

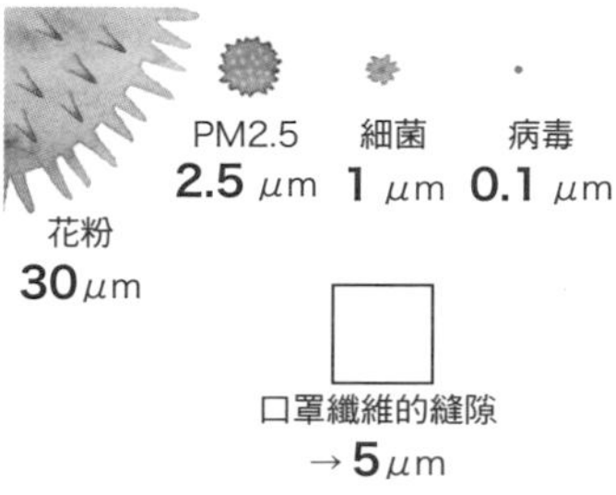
PM2.5
2.5 μm
細菌
1 μm
病毒
0.1 μm
花粉
30μm
口罩纖維的縫隙
→5μm

細菌和病毒的不同

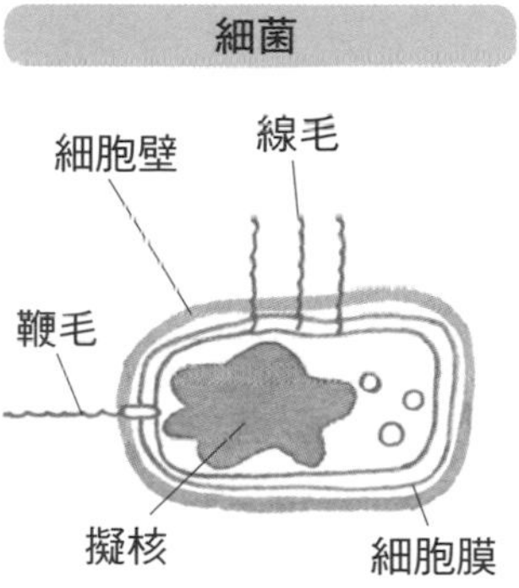
細菌
細胞壁
線毛
鞭毛
擬核
細胞膜

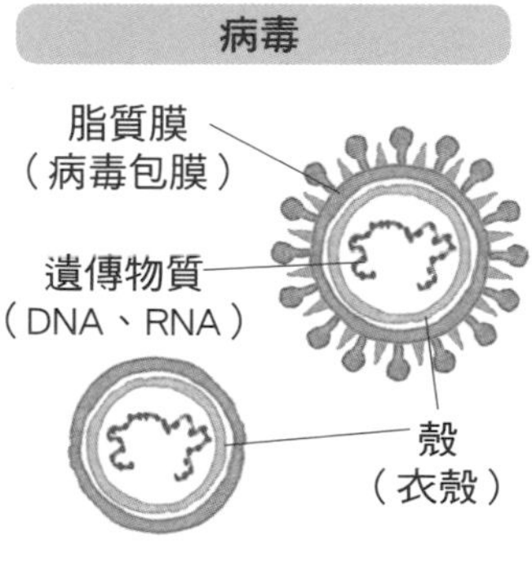
病毒
脂質膜
（病毒包膜）
遺傳物質
（DNA、RNA）
殼
（衣殼）

「感染」指的是病毒劫持細胞

那麼，接下來就要了解關於「感染」的知識——病毒是如何入侵我們的身體，對身體造成不良影響呢？

就如前面的說明一樣，病毒不能自行增殖，所以要鑽進我們的身體，運用細胞當中的蛋白質和其他材料，大量增加自己的分身，掌控細胞。

遭到病毒入侵的細胞會不能正常運作，喪失生命。細胞一死，新病毒就會從細胞釋放出去，入侵下一個細胞，並在破壞細胞的同時再增加下去。

而若病毒不斷劫持細胞，受創的細胞就會增加，進而引起「發炎」的症狀。

流感會出現咳嗽或其他症狀，是身體在告訴我們鼻子或呼吸道的細胞遭流感病毒感染。

使用雙重策略防衛

要是輕易允許病毒入侵或破壞細胞，我們人類種族的存續就無法指望了。因此我們人類備有強力的防禦系統以防止感染或增殖，那就是「免疫」。

人類防禦系統的厲害之處，就在於使用雙重策略防衛。

第一階段是由我們與生俱來的**「自然免疫」**擔綱。身體當中常有巡邏隊監視，檢測細菌、病毒或其他異物是否入侵，以及癌細胞或其他病變是否孳生。一旦發現上述情況，就馬上攻擊和排除。要是第一道防禦系統遭到突破，就會記住和攻擊病原菌，以免下次再遭到突破。這就是第二道系統**「獲得免疫」**。

比方說，假如我們得過一次「麻疹」，就會獲得免疫對抗肇因的病毒，以後基本上就不會再得麻疹了。疫苗預防接種就是運用這項機制。

雙重免疫功能

第一道防禦系統「自然免疫」

首先，要是病原體入侵體內，「自然免疫」就會在最前線發揮作用。

白血球的夥伴「巨噬細胞」和「嗜中性球」會吞沒病原體。要是這時發現感染到病原體的細胞，「ＮＫ細胞」就會直接攻擊和破壞。

第二道防禦系統「獲得免疫」

即使如此，但若遭到突破的話……

放心，我們還有第二道強力的防禦系統。假如「自然免疫」是警察的層級，「獲得免疫」

就是軍隊的層級了。

要是病原體突破第一道防禦系統（自然免疫），巨噬細胞就會將病原體的特徵通知「獲得免疫」的司令塔「淋巴球」。

接收到資訊的淋巴球，就會向周圍的「免疫細胞」請求協助，聚眾攻擊病原菌。

當許多病原體入侵，感染的病原體增殖時，為了一舉收拾外敵，就會釋放「抗體」這顆導彈，開始攻擊。

製造抗體的免疫細胞也會事先保存記憶，以防日後同樣的病原體再度入侵。

危害我們身體的東西，還不只外界入侵的異物。

比方像體內就有無限增生的「癌細胞」。「ＮＫ細胞」會巡視細胞是否癌化，一旦發現就會立刻攻擊。

白血球會排除異物

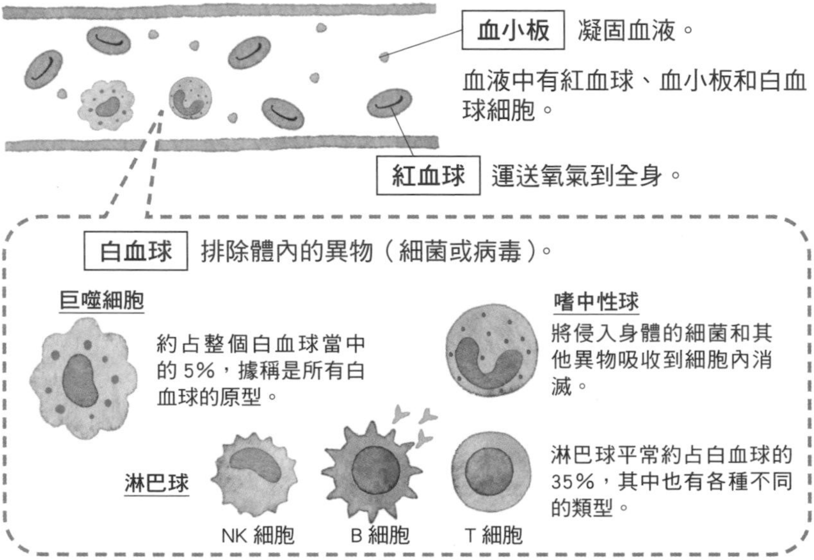
血小板　凝固血液。
血液中有紅血球、血小板和白血球細胞。
紅血球　運送氧氣到全身。
白血球　排除體內的異物（細菌或病毒）。
巨噬細胞
約占整個白血球當中的5%，據稱是所有白血球的原型。
嗜中性球
將侵入身體的細菌和其他異物吸收到細胞內消滅。
淋巴球
NK細胞
B細胞
T細胞
淋巴球平常約占白血球的35%，其中也有各種不同的類型。

巨噬細胞和嗜中性球會直接攻擊異物

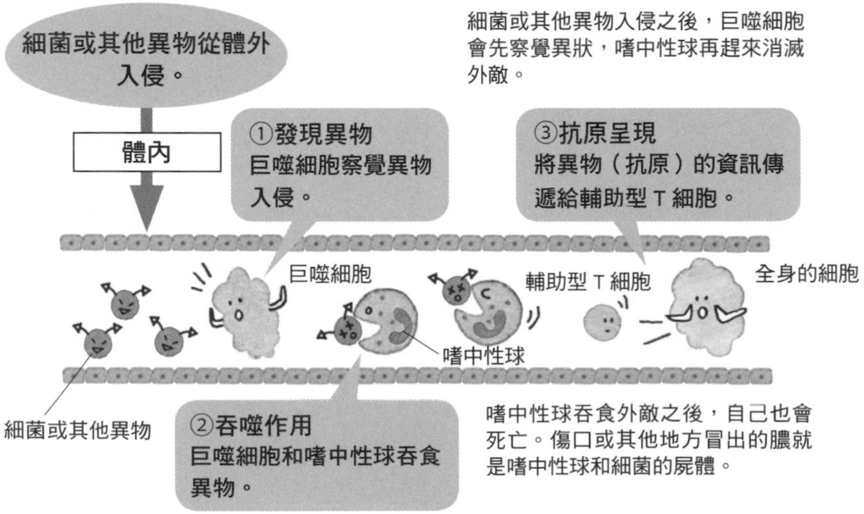
細菌或其他異物入侵之後，巨噬細胞會先察覺異狀，嗜中性球再趕來消滅外敵。
細菌或其他異物從體外入侵。
體內
①發現異物
巨噬細胞察覺異物入侵。
③抗原呈現
將異物（抗原）的資訊傳遞給輔助型T細胞。
巨噬細胞
輔助型T細胞
全身的細胞
嗜中性球
細菌或其他異物
②吞噬作用
巨噬細胞和嗜中性球吞食異物。
嗜中性球吞食外敵之後，自己也會死亡。傷口或其他地方冒出的膿就是嗜中性球和細菌的屍體。

好幾種淋巴球通力合作

①抗原呈現

輔助型 T 細胞從巨噬細胞那邊接收病毒（抗原）的資訊，再傳遞給殺手型 T 細胞和 B 細胞。

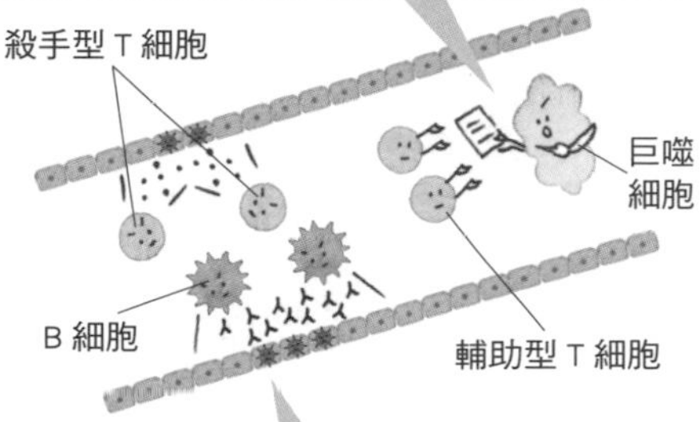
殺手型 T 細胞
巨噬
細胞
B 細胞
輔助型 T 細胞

微小的病毒或其他異物入侵

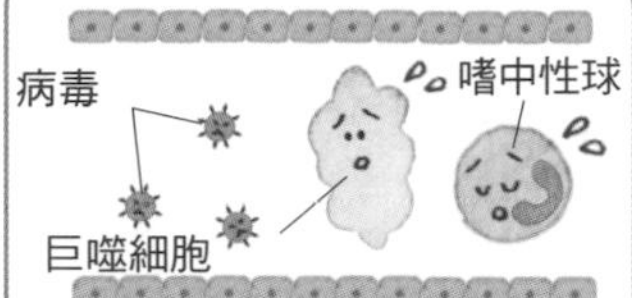
病毒
嗜中性球
巨噬細胞

微小的病毒、花粉或蜱蟎等異物比細菌更小，巨噬細胞或嗜中性球難以下嚥。

體內

②攻擊外敵

殺手型 T 細胞和 B 細胞分擔工作，消滅感染到病毒的細胞。

傳遞外敵資訊的輔助型 T 細胞，以及負責攻擊的 B 細胞和其他細胞聯手消滅病毒。病毒的資訊會記憶下來，不讓疾病二度發作。

巡邏找出是否有癌化的細胞

NK 細胞會借助細胞的標記，檢查是否有異常的細胞。

全身的細胞擁有專屬於自己的標記，稱為 MHC。細胞癌化後標記會改變，所以 NK 細胞能夠藉此察覺異狀。

Good!
NG!!!
細胞的標記
（MHC）
NK 細胞
健康的細胞
癌化的細胞

將具有殺死細胞功效的蛋白質撒在異常的細胞上。

防止癌症發作

重點！

每個人的體內天天都會產生癌細胞

說到「癌症」，給人的印象就是會威脅性命的恐怖疾病，但其實每個人的體內天天都會產生癌細胞。只要免疫系統正常運作，癌細胞就不會增殖。

免疫力「高」「低」是什麼？

目前為止已經看過關於「免疫」的基本內容，不過現在或許並不是「免疫力」受到重視的時代。

19頁也提到，一般所謂的「免疫力高」，指的是前面說明過的免疫細胞正常發揮功能，排除細菌或病毒。反過來說，假如沒有正常運作，就會形容為「免疫力低」。還有，假如是說要讓低迷不振的免疫功能恢復作用或是精益求精，則會以「提升免疫力」來表達。

另外，免疫力太高或太低都不好。免疫力要是太低，不只會漏看入侵的細菌或病毒，病原體還會劫持身體，威脅性命。

反觀免疫力要是太高就會過度反應，連不必攻擊的東西都要攻擊。這種狀態就稱為過敏性疾病或自體免疫性疾病。為了巧妙發揮免疫力，既不會降得太低也不會升得太高，本書要介紹的「肺部伸展操」就會派上用場。

現代人免疫力低落？

生病的原因不僅是來自外界之物，身體當中也有既存的細菌、病毒及其他「病原」存在。例如帶狀疱疹就是如此。假如年幼時感染過一次水痘，當時的病毒一直潛伏在體內，後來因為過勞、壓力或其他理由導致免疫力低落，潛藏的病毒就會再次展開活動，出現症狀。

另外，癌細胞也不是從外界而來，而是自己身體就有的東西。細胞分裂之際，異常增殖的細胞就是癌細胞。即使在健康的人體中，也會天天製造很多癌細胞。為免癌細胞異常增殖，淋巴球的夥伴「NK細胞」會有所戒備，就如之前說明的一樣。

照理說只要免疫功能正常運作，就可以抑制疾病發作。所以無須戰戰兢兢煩惱「該怎麼做才不會染上疾病」、「要是染上疾病該怎麼辦」，而是衡量我們原本具備的能力「免疫力」能夠發揮多少，能否鍛鍊出不輸給所有病毒、細菌或疾病的身體，能夠讓身體防備外敵到什麼程度，這樣才比較好吧？

「便利」會招致免疫低落？

不過麻煩的是，現代人的免疫力日益低落。

跟以前相比，我們有多麼不常活動身體呢？比如江戶時代，無論去哪裡都只有步行一途，現在飛機、鐵路、汽車和其他交通工具卻很發達，相當方便。

「方便」是好事，人類卻因此不必活動身體，導致我們的肌力衰退，代謝（替換需要的物質和不需要的物質）也變差了。代謝一差，內臟器官的功能就會低落，血液循環會變糟，身體會發冷。近年來體溫三十五度C出頭的人很多，其實三十五度C是癌細胞喜歡的溫度，免疫力處於完全低落的狀態。

淋巴球的作用在免疫功能上雖然重要，但體溫一低，淋巴球的活動也會遲鈍起來。即使文明高度進化，身體反倒可以說是嚴重退化了。

檢測一下你的免疫力

- □容易罹患感冒。
- □一旦罹患感冒就很難治好。
- □經常形成口內炎。
- □經常發生便祕或下痢。
- □容易著涼。
- □常常淋浴了事，沒有泡在浴缸裡。
- □常常到了深夜還醒著。
- □睡不好覺。
- □不吃早餐。
- □常吃市售的小菜。
- □不在乎營養均衡。
- □對飲食興趣不大。
- □不常外出。
- □沒有愛好。
- □一絲不苟，正經嚴肅。
- □一個人獨處比和親朋好友過更輕鬆。
- □在意別人怎麼想。
- □遇到一點小事就容易消沉。
- □總是覺得有壓力。
- □想要說的話常常說不出口。
- □很少大笑。

將符合的項目打勾。
符合一項，就表示免疫力開始下降。
符合三項以上，就要擔心免疫力已經下降，
要馬上開始進行「肺部伸展操」或培養新生活習慣。

配合「新生活方式」提升「免疫力」

現在大眾在尋求**「新生活方式」**，或許也有很多人會說：「不過這主要是在談工作的方式，跟我沒關係。」

新生活方式不只是商務議題。個人認為，我們每個人的生活和維繫生活的日常習慣，也是現在大眾在尋求的新方式。

對於我們的健康來說，「新生活方式」就相當於**「提升免疫力」**，以便能夠不依賴藥物，憑自己的力量處理和戰勝疾病或傷勢。

培養免疫力以免「輸給病毒」、「得肺炎死掉」的方法，就是本書要介紹的「肺部伸展操」（PART 3）和「以飲食為中心改善生活習慣」（PART 4）。尤其是肺部伸展操，也會增進淋巴球消滅病毒的功能，效果馬上看得見。

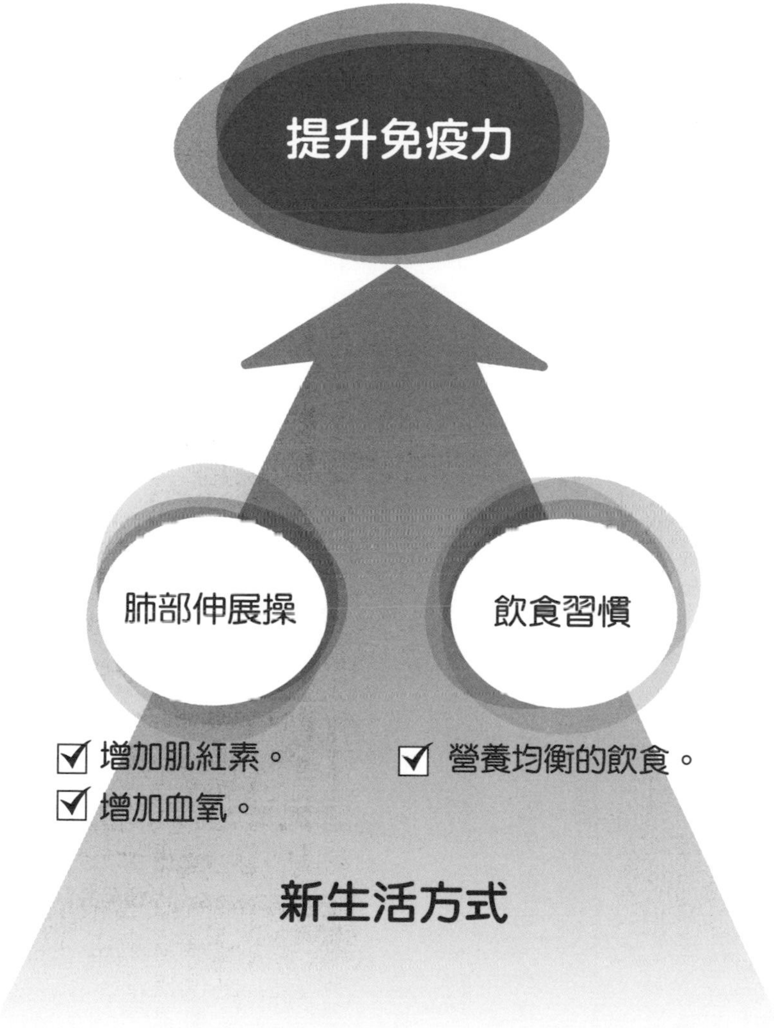
提升免疫力
肺部伸展操
飲食習慣
☑ 增加肌紅素。
☑ 增加血氧。
☑ 營養均衡的飲食。
新生活方式

藉由「肺部伸展操」增加血氧

不只是新型冠狀病毒傳染病，流感當中也有源源不絕的病例是「肺炎」惡化為重症，威脅性命，所以現在「肺部」正受到萬眾矚目。

肺部確實是提升免疫力不可或缺的重要臟器。而藉由正常呼吸，以及讓肺部周圍和全身的「深層肌肉」活性化，讓「肌紅素」蛋白質增加，增加血氧的方法，就是「肺部伸展操」。

進行肺部伸展操，讓氧氣遍及身體的各個角落，免疫力就會提升。另外，肺部伸展操也蘊含「淋巴伸展操」的要素，可望能夠活化淋巴球消滅病毒的功能。只要增加肌紅素和血氧，強化淋巴球和其他免疫功能，「貨真價實的免疫力」就會真正屬於你。

藉由營養均衡的飲食提升免疫力

從病毒傳染病到併發肺炎，不幸喪命的人，幾乎都是七十五歲以後免疫力低落的老年人。

老年人再怎麼說活動量也變少了，要運動也很困難。另外還有個特徵是飯量多半很小，尤其蛋白質更是往往不足。

中老年以後的「健康指標」是「飲食」。只要身體健康，就會湧起食慾。「吃得油膩也不算什麼」、「熱愛肉食」，這就是健康。

反觀「最近怕吃油膩的東西」、「想吃肉的念頭比以前還要少」，其實是「老化的信號」。我們每天渴望修復身體所需的材料，食慾和食量逐漸低落，就證明了再生的細胞正在減少。

多吃，多說話，腦動得也快——這樣的人通常免疫力就高，即使超過八十歲也在旅行，經常外出，或是擁有多采多姿的興趣。

反觀那些身體看起來哪裡不舒服，讓人想要出聲關心的人，一般說來食量就很少。他們沒有攝取肉類或油脂，說起話來無精打采，姿勢也多半不良。眼神和聲音沒有朝氣，表情也沒有光彩。從外表也可以看出「啊，那個人免疫力搞不好很差」。

要提升免疫力就少不了胺基酸

要說「人類的身體由胺基酸組成」，真是一點也不為過。所以藉由飲食攝取的胺基酸，才會是維生不可或缺的營養素。

肌肉、頭髮、皮膚，還有血液、荷爾蒙、免疫細胞等物質，統統都是由蛋白質，也就是胺基酸組成。我們的身體沒有胺基酸就活不下去。然而，胺基酸不能像醣類或脂質一樣儲存在身體裡，只能從每天的飲食中攝取。關於飲食將會在PART 4詳細說明。

鍛鍊出不依賴藥物和不輸給疾病的身體

相信你已經知道，人類擁有「免疫」這項傑出的機制，只要正常運作，就會擁有自我治癒的能力，不讓疾病近身。

比如得了感冒之後，別人就會說「還是去醫院比較好」、「醫院的藥物比市售的有效」。然而醫師會這樣想：「感冒靠藥物是治不好的。」

感冒的確過幾天就會康復，但那是靠自己的免疫力治好的，不是藥物。既然如此，為什麼醫生會開藥給感冒的患者呢？那並非根除病毒的對策，只不過是藉由「對症療法」讓患者信服罷了（譯註：對症療法是只能舒緩症狀但不能消除病因的治療方式）。

不過對身體來說，藥物有時候會礙手礙腳。比如退燒藥，除了給還不能控制體溫的兒童使用以外，就幾乎沒有用武之地。當體溫上升，身體要與來自外界的病毒或細菌作戰時投予退燒藥，那對身體來說就是「多餘的東西」。

藥物的確可以輕鬆消除疼痛或發癢。雖然有時要忍受症狀很辛苦，但我也不建議因為這樣就輕易依賴藥物。

那麼，為什麼身體的溫度會上升，出現疼痛和發癢呢？那是因為身體向你發出信號，試圖告知某些狀況。

假如身體拚命想要傳達訊息，卻用藥物消除，不久之後就會連信號都感覺不到了。要是身體想要傳達的是即將病危的警告，那可就糟了。

前面也提到，病毒沒有治療用藥。這麼一來，還是只能靠**自己提高免疫力，戰勝疾病**。哪怕細菌或病毒進入身體，只要免疫力發揮得當，就不至於發病。

現在需要的是鍛鍊身體讓**免疫力正常運作**，連染病了都不會察覺。

為此，就要記得確實攝取蛋白質、醣類或其他營養素，以供肌肉或細胞形成，同時藉由「肺部伸展操」恢復肺部原本的功能，激發活性。

PART 2

認識「肺炎」和「肺部」的相關知識

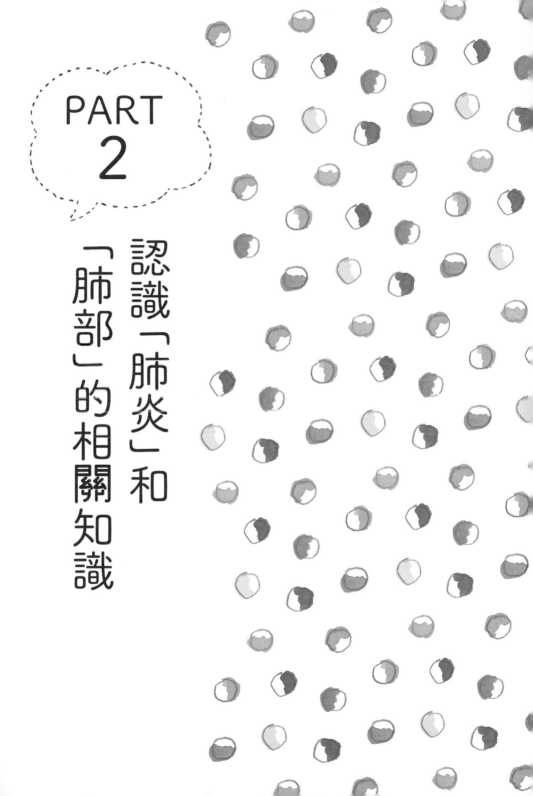

肺炎是什麼樣的疾病？

不只是新型冠狀病毒傳染病，流感當中也有源源不絕的病例是「肺炎」惡化為重症，威脅性命，這一章將會帶大家了解肺炎的相關知識。肺炎是肇因於細菌（葡萄球菌、肺炎球菌等）或病毒（流感病毒、腺病毒等），且在肺部發炎的疾病。

日本人的死因排名為癌症、心臟疾病、衰老、腦血管疾病，肺炎則為第五名（二〇一九年）。若按年齡區分，七十歲以上國民的肺炎死亡率會上升，可見老年人和其他免疫力低落的人容易罹患這種疾病。

肺炎和感冒是兩回事

我們經常聽人說「感冒拖久了，就惡化成肺炎住院」，肺炎和感冒有什麼不同呢？

肺炎和感冒的差異

	肺炎	感冒
感染部位	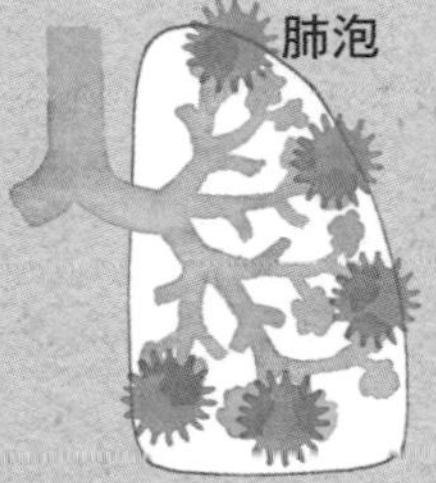 肺部、肺泡	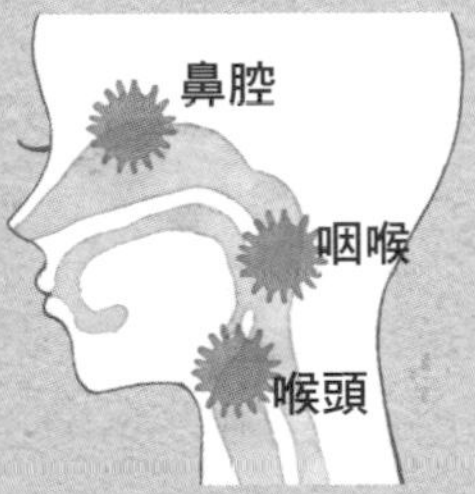 鼻腔、咽喉、喉頭
典型症狀	發燒（多半為 38℃以上的高燒）、咳嗽、有痰（黃色或綠色）*、氣喘、胸痛等 ＊肺炎球菌感染症有時會看到紅褐色（鐵鏽色）的痰。	發燒、咳嗽、有痰、鼻水、鼻塞、打噴嚏、喉嚨痛、頭痛、倦怠感等
是否需住院	嚴重時需住院	幾乎可以自然治癒
致病原因	**細菌**：肺炎球菌、金黃色葡萄球菌 **病毒**：流感病毒、鼻病毒、呼吸道融合病毒、副流感病毒、新型冠狀病毒等	**病毒***：鼻病毒、新型冠狀病毒、呼吸道融合病毒、副流感病毒、腺病毒等 ＊絕大多數的原因在於病毒，但有時也是細菌所致。

原本「感冒」就不是病名。「感冒症候群」這些出現在身體上的「症狀」，一般指的是出現在上呼吸道（從鼻腔到咽喉和喉頭）的流鼻水、鼻塞、喉嚨痛、咳嗽、有痰或其他症狀，癥結在於鼻病毒、腺病毒及其他病毒感染。還有幾種冠狀病毒，從以前就是出了名的感冒病因。

感冒和肺炎的不同在於「**哪裡發炎**」。

感冒是上呼吸道發炎，而細菌或病毒入侵下呼吸道（從氣管到支氣管和肺部），最後發炎波及肺部的症狀，則叫做肺炎。

再者，肺炎的症狀也會因致病物質而異，不過大多會出現高燒、咳嗽、有痰、呼吸困難、胸痛、惡寒、頭痛等症狀。

新型冠狀病毒則會在初期出現感冒的症狀，假如過五～七天左右急速惡化為重症，就會導致肺炎。

肺炎是因為「肺泡」發炎，使得「氣體交換」（參照50頁）的功能低落。因此，假如引發呼吸困難等症狀，就需要採取吸入氧氣或其他的措施，有時還要導入人工呼吸或其他設備。

要留意「肺部慢性病」

隨著年齡增長，肺部的功能會逐漸衰退。尤其是四十幾歲以後，更會出現讓肺部功能低落的慢性阻塞性肺病（COPD: chronic obstructive pulmonary disease）。近來這種疾病迅速受到矚目，號稱為「肺部慢性病」。

以往會將「慢性支氣管炎」和「肺氣腫」分開，前者是空氣的通道氣管在發炎，後者是吸收氧氣的肺泡在發炎，現在則統稱為COPD。

據稱有十五～二十％的吸煙者會病發，日本四十歲以上五百萬以上的人口是潛在患者。

既然COPD稱為「慢性病」，就很難在早期階段發現症狀，並在不自覺當中逐漸惡化。

假如以前吸過煙，活動身體時覺得喘不過氣，出現慢性咳嗽、有痰或其他特有症狀的人，或許就要懷疑是否罹患COPD了。

另外，「肺部衰退」會成為病毒傳染病的肇因，急速惡化成COPD的症狀。

一度受損的肺功能不會復甦！

COPD雖然不是感冒，早期卻會咳嗽或有痰，患病期間稍微動一下，就覺得喘不過氣或呼吸困難。要是再惡化下去，就會頻頻呼吸困難，妨礙日常生活。無論去哪裡都必須時時攜帶氧氣吸入裝置，將吸氧用的管線插進鼻子裡生活。

肺部的結構相當精密，壞掉一次就不可能完全復原。**遭到破壞的局部肺泡不會再生**，這個部分的肺功能不會恢復。另外，受損的地方容易遭到細菌或病毒盯上，還會提升罹患肺炎的風險。

一度失去的部分肺功能不會恢復，我們要從現在起進行「肺部伸展操」，強化肺功能，終生維持「健康的肺」。

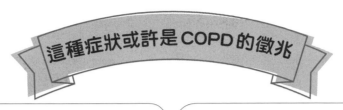

這種症狀或許是COPD的徵兆

上氣不接下氣

與以前相比，上下樓梯或爬坡是否變得更辛苦了呢？

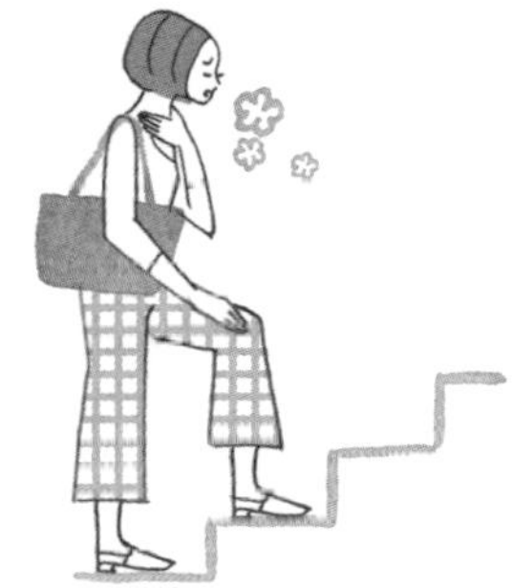

持續咳嗽或有痰

即使感冒治好了，仍然持續咳嗽或有痰嗎？

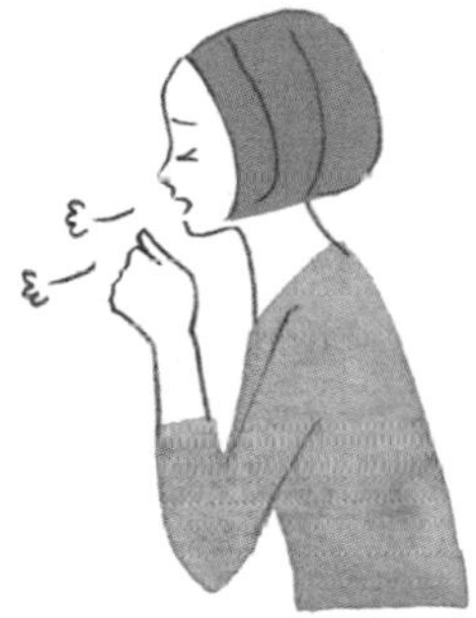

活動後有時會心跳加速

是否在運動後心悸難以平復，或是稍微活動一下就心跳加速呢？

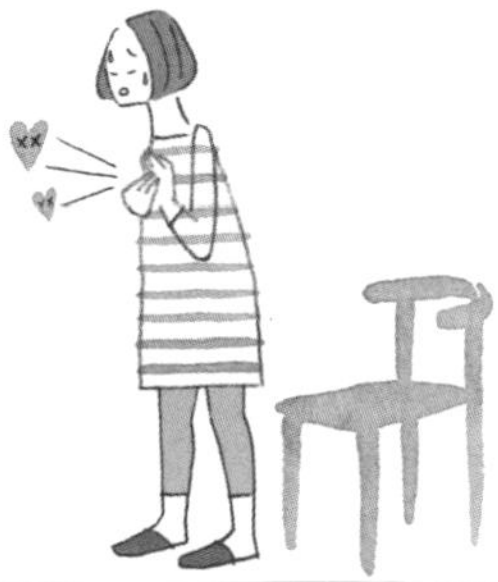

容易罹患感冒

是否覺得「最近容易感冒」呢？

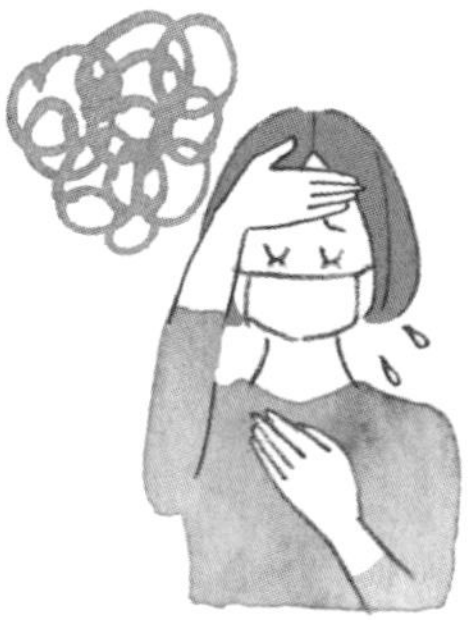

檢測「肺部老化度」

據稱呼吸功能以二十歲前後為高峰，逐漸下降。尤其是四十幾歲以後，呼吸功能更是會愈益低落，需要留意。

了解自己的「肺部老化度」

為了了解各位呼吸功能的現況如何，所以要先檢測「肺部老化度」。另外，與同性和同樣的年齡層相比，審視自己的呼吸功能位在哪個程度，也是一個方法。請各位務必提升肺部保健意識，運用在早期發現呼吸器疾病上。

尤其是不常離開屋外或完全不運動的人更要小心。比如下一頁列舉的項目，要是符合三個以上，就表示你的肺部嚴重衰退。請一定要檢測看看。

檢測肺部老化度！

☐上樓時不但覺得辛苦，還會喘不過氣。

☐與同輩的人散步時，速度會變得有點慢。

☐從以前就容易在早上咳嗽或有痰。

☐將椅子放在廚房、玄關或家中各個角落，以便隨時都可以坐下來。

☐常常使用電扶梯或電梯。

☐常坐計程車。

☐只要人眾交通工具當中有位子就一定會坐。

☐嫌外出很麻煩。

☐可以的話不想活動身體。

☐為了調整體型，而穿著有點緊的內衣。

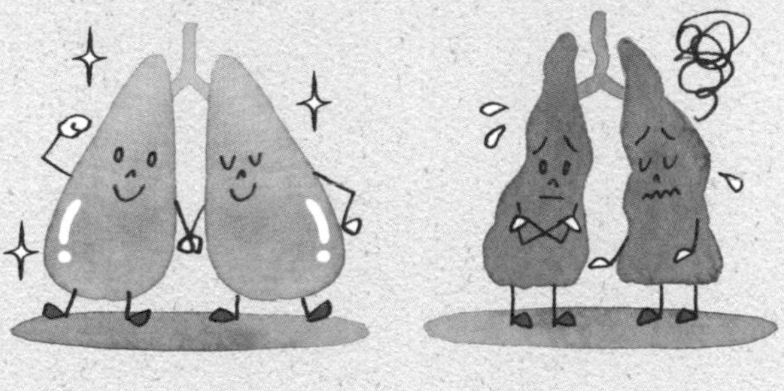

供應氧氣給血液是「肺部」的工作

了解「肺炎」的相關知識之後，這次就要來看看「肺部」的相關知識了。後面將會詳細說明，要提升免疫力，就要記得「讓血液和肌肉蘊含充足的氧氣」，所以肩負這項職責的肺部會相當重要。

因此，免疫與肺部的關係密不可分，要從肺部的功能和機制談起。

肺部會把從口鼻吸入的氧氣送進血液中，再運到心臟。心臟接收了含有氧氣的血液之後，就會變成輸送血液到全身的幫浦，幫浦運轉的次數就是「心跳數」。

整個肺部的形狀就像巨大的海綿，組成肺部的物質是「肺泡」。雖然形狀神似於葡萄串，一個肺泡的尺寸卻比黃金魚卵還要小，兩邊的肺聚集了大約三億個肺泡，形成肺部，肺部的表面由「胸膜」這層薄膜所包覆。

外呼吸

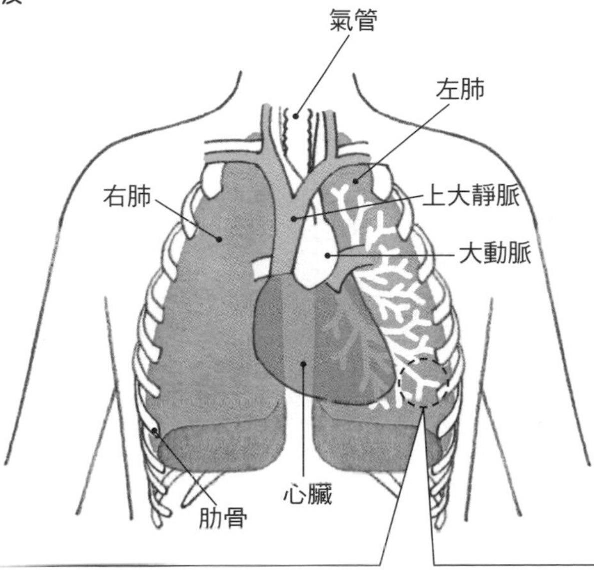
氣管
左肺
右肺
上大靜脈
大動脈
心臟
肋骨

肺泡的構造

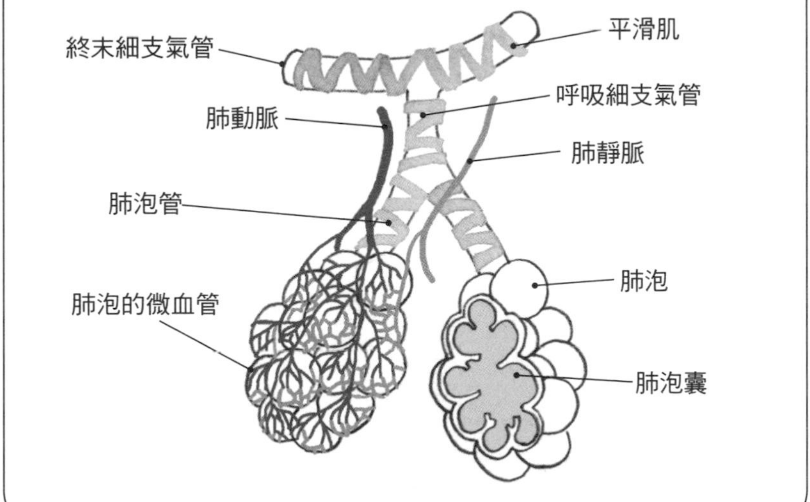
終末細支氣管
平滑肌
呼吸細支氣管
肺動脈
肺靜脈
肺泡管
肺泡
肺泡的微血管
肺泡囊

肺部重要的工作是「氣體交換」

肺部可說是用來「呼吸」的器官，我們無意識間進行的「空氣吸吐行為」，生理學上稱為「換氣」。呼吸要藉由換氣和接下來即將說明的「氣體交換」，方能維持下去。

氧氣和二氧化碳會在哪裡交替呢？

透過呼吸從氣管進入肺部的氧氣（O_2），會在位於支氣管前端的肺泡，與二氧化碳（CO_2）交換。

肺泡裡面是空洞，由薄膜包覆。氧氣或二氧化碳會在這層薄膜往返交替。

類似這樣在肺泡和血液之間進行的氣體交換，就稱為「外呼吸」。

外呼吸與內呼吸的機制

外呼吸

肺泡的血管釋放二氧化碳，吸收氧氣，稱為「外呼吸」。

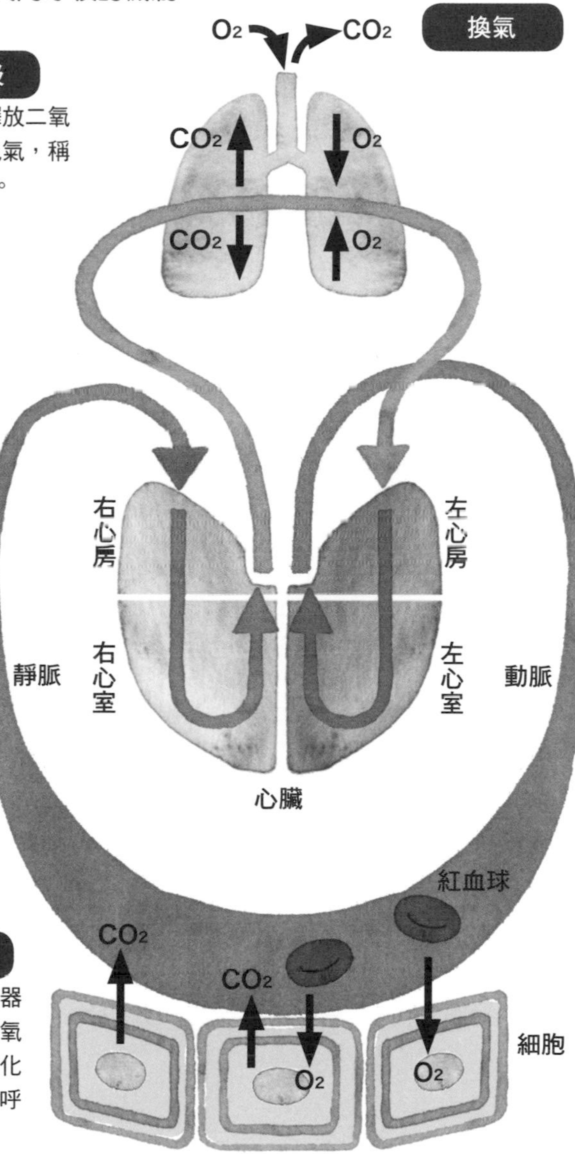

O_2
CO_2
換氣
CO_2
O_2
CO_2
O_2
右心房
左心房
靜脈
右心室
左心室
動脈
心臟
紅血球
CO_2
CO_2
O_2
O_2
細胞

內呼吸

位在全身各個器官的細胞接收氧氣，排出二氧化碳，稱為「內呼吸」。

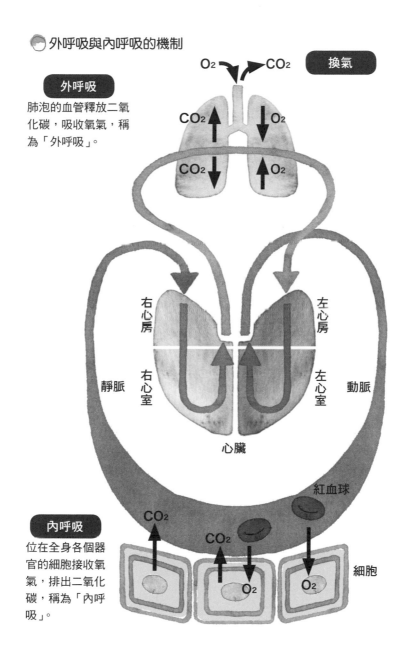

氧氣是怎麼送往細胞的？

藉由「外呼吸」吸收的氧氣，通過肺泡進入血管。搭乘血管內幫忙運送氧氣的紅血球之後，就會前往心臟，再在強力的幫浦作用協助下，將氧氣運到身體各處的細胞。

這時，紅血球會完成兩件工作，一件是將需要的氧氣運到細胞，另一件是在細胞使用氧氣轉換成能量之後，回收產生出來的二氧化碳。類似這樣在**血液和細胞之間進行的氣體交換，就稱為「內呼吸」**。

二氧化碳不夠就會引發腦部損傷？

藉由呼吸，體內產生的二氧化碳就會當成有害物質排出體外。但另一方面，二氧化碳可以擴張腦部血管，要是數量不夠，大腦內的血管就會變窄，血液循環就會變差。最後氧氣就會不足，腦部會受到損害。二氧化碳過多和過少，都會對身體引發不良影響。

外呼吸

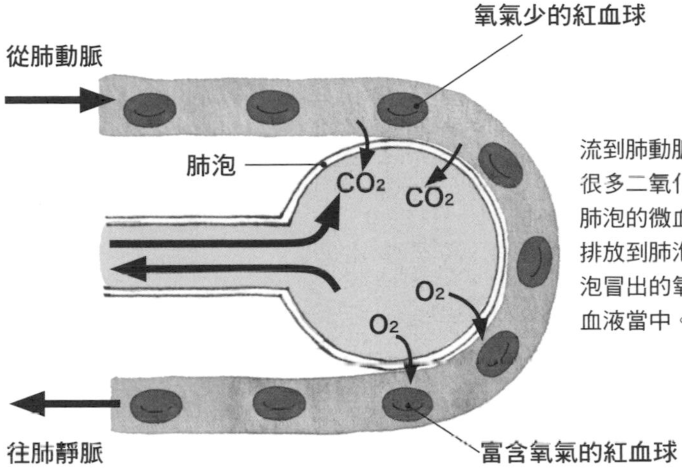
氧氣少的紅血球
從肺動脈
肺泡
CO_2
CO_2
O_2
O_2
往肺靜脈
富含氧氣的紅血球

流到肺動脈的血液有很多二氧化碳，經過肺泡的微血管時就會排放到肺泡內。從肺泡冒出的氧氣再進入血液當中。

內呼吸

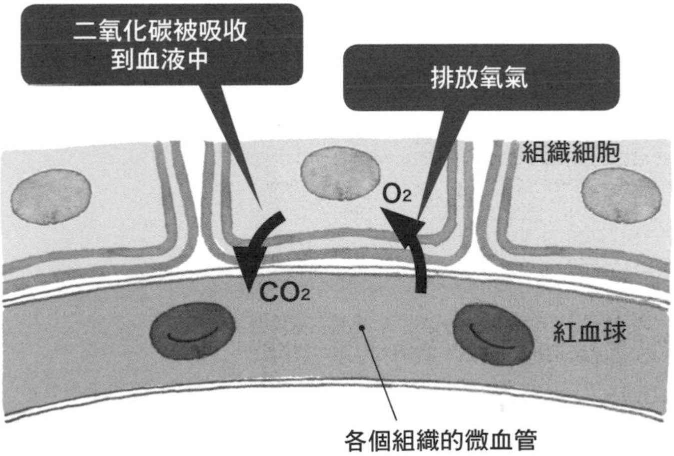
二氧化碳被吸收
到血液中
排放氧氣
組織細胞
O_2
CO_2
紅血球
各個組織的微血管

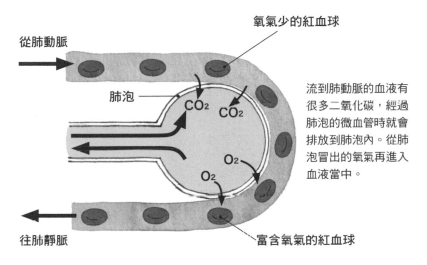

肺部憑肌肉的力量活動

「年紀大了就不要硬撐」，是日常生活許多情境當中的慣用語，但從強化肺功能的觀點來看，則完全是反效果。

原本該在適合年齡的範圍內，一天做一次讓人有點上氣不接下氣的「微喘運動」，努力強化肺功能。

那麼，該做什麼運動強化肺功能呢？

說穿了就是「肌肉訓練」。

想要吸飽氣再充分吐氣，就必須強化肺部周圍的肌肉。因為肺部沒辦法自行伸縮。

肺部活動的主要動力來源，是位在肺部底下，橫膈膜和肋骨之間的「肋間肌」。

呼吸所需的肌肉

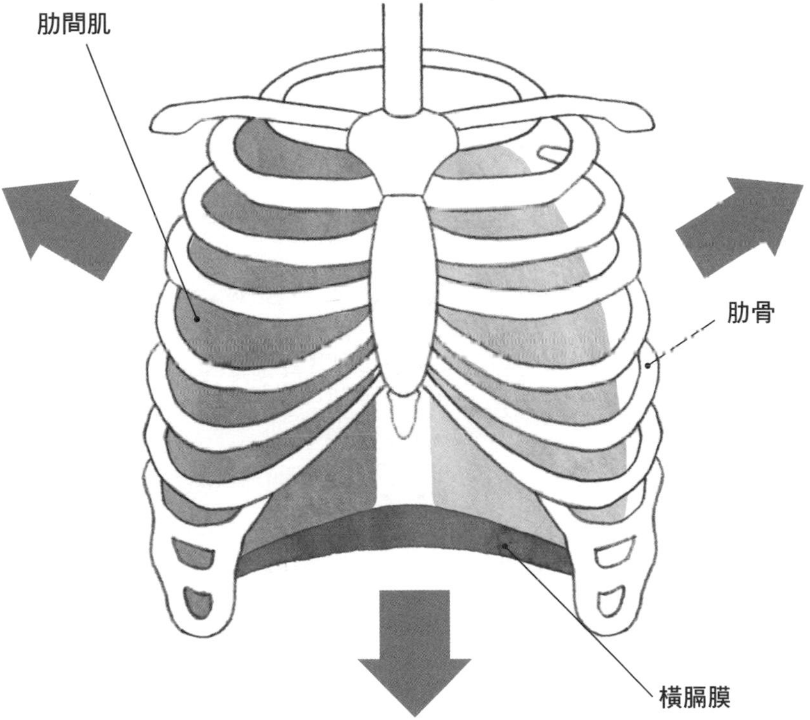

橫膈膜收縮（下降）與肋間肌收縮會讓胸廓往前後擴張，肺部膨脹，空氣就會進來。

吸氣時，肋間肌會收縮，肋骨和胸骨會往上拉，同時橫膈膜會收縮和下降，胸廓（容納肺部或心臟的袋狀結構）往前後左右擴張，位在內部的肺也會伸展開來，氧氣就會從口鼻通過氣管和支氣管進入肺部。

吐氣時，就會反過來縮小胸廓，進而吐出二氧化碳。

許多人以為肺部會自己動，但其實是靠周圍所有肌肉的力量。因此，假如肺部周圍的肌力衰退，自行吸氣和吐氣的力量也會降低，肺活量減少，肺部功能也會退化。

相信各位可以明白，想要正常呼吸，強化肺部周圍的肌肉會非常重要。

藉由肌紅素將氧氣儲存在肌肉中

要提升免疫力，關鍵就在於**「讓血液和肌肉蘊含足夠的氧氣」**。前面說明過，要讓血液蘊含足夠的氧氣，關鍵就在於藉由呼吸正常進行「氣體交換」。

那麼，接下來就要說明讓肌肉蘊含足夠氧氣的方法。

掌握關鍵的是**「肌紅素」**。

肌紅素是存在於肌肉中的紅色蛋白質，說明之前要先了解肌肉的相關知識。

肌肉有兩種

肌肉是由許多肌纖維匯聚成肌束，肌束再匯聚成肌肉。肌纖維當中有**「白肌」**和**「紅肌」**，接近皮膚的肌肉表層有許多白肌，接近骨骼的深層肌肉則有許多紅肌。

肌肉的結構

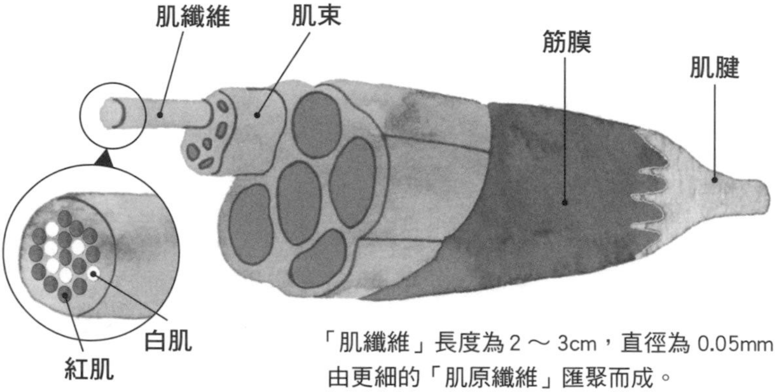

「肌纖維」長度為 2 ～ 3cm，直徑為 0.05mm，由更細的「肌原纖維」匯聚而成。

肌紅素的威能

白肌和紅肌顏色會不同，是因為「肌紅素」這種儲藏氧氣的紅色蛋白質數量有所差異。

鮪魚、鰹魚或其他洄游魚要在水中長時間游泳，體內需要儲藏大量的氧氣。洄游魚的肉是紅的，就是因為蘊含豐富的肌紅素。

就算氧氣再怎麼重要，也不能藉由呼吸儲存氧氣。不過，肌紅素是唯一能在日常生活或運動之際，暫時儲存所需氧氣的地方。**肌紅素的「儲氧能力」**對於提升免疫力相當管用。

藉由「肺部伸展操」鍛鍊深層肌肉

要增加肌紅素，就要記得在深層肌肉（紅肌）和表層肌肉（白肌）當中，刺激深層肌肉，激發活性，加以鍛鍊。

深層肌肉是「身體的根本」，通常位在接近骨骼的地方，肩負保護和穩定關節的職責，支撐「站立」和「維持姿勢」的日常動作。深層肌肉結實之後，許多位在身體表面的表層肌肉也能靈活運動。

或許有人會擔憂：「深層肌肉經過鍛鍊之後，不會隆成一塊一塊嗎？」不過請放心，健美鍛鍊的一塊塊肌肉是表層肌肉。鍛鍊深層肌肉之後，身體反而會緊實。請想一想馬拉松選手就知道了。他們身形苗條卻具有持久力，精力絕倫。

鰹魚或鮪魚也是如此。雖然肌肉緊實，卻能移動長達兩千公里以上。健康無病的鮮紅色肌肉才是要追求的目標。

藉由「肺部伸展操」增加血氧和肌紅素

PART 3介紹的「肺部伸展操」，是直接刺激肌肉，提升肺活量的運動。而且也會積極促進淋巴的流動，藉此增加血氧和肌紅素，提升免疫力。

肺部伸展操也顧慮到該怎麼鍛鍊平常沒有使用的肌肉，藉由單一動作伸展許多肌肉，同時能夠激發肌肉活性。其中有一大特徵是讓全身的肌肉均勻活動。

各位身上應該也有長期幾乎沒有使用的肌肉，只是自己沒發現。尤其是中老年以後的人，假如覺得「不想輸給病毒」、「不想得肺炎死掉」、「不想臥病在床」，讓沉睡的肌肉動起來就非常重要了。

藉由持續進行肺部伸展操，即可正常呼吸，自然活化深層肌肉，進而增加血氧和肌紅素，讓肺部、血管或肌肉脫胎換骨變得優質，免疫力也會提升。

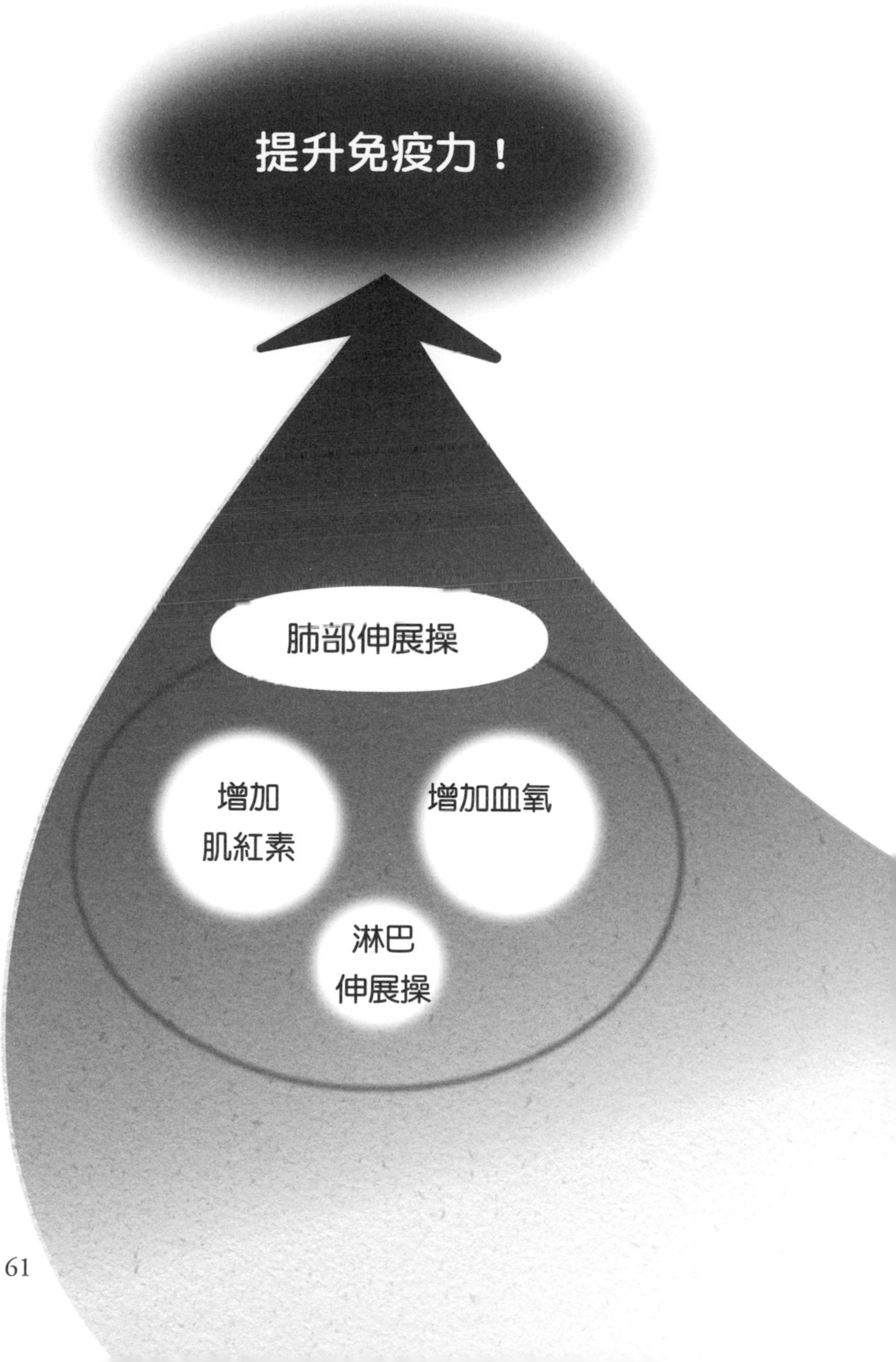
提升免疫力！
肺部伸展操
增加
肌紅素
增加血氧
淋巴
伸展操

不輸給病毒的「新生活方式」

「我們人類今後與細菌或病毒的關係並非『戰勝』，而是『共存』吧？」——本人是這樣認為的。想必日後未知的細菌或新型病毒也會層出不窮，為了出現和克服威脅而一喜一憂，損失就太多了。即使感染到那些未知的物質，也不會陷入「肺炎」發作的危急狀態，充分發揮自身的「免疫力」，保全健康壽命不輸給疾病，這才是理想的情況。所以要記得好好吃飯，活動身體，提升免疫力。

不過，話雖如此，但有時我也會貪圖安逸而利用地下鐵，天氣不佳或趕時間就叫計程車。前面這樣說，並不是要全盤否定功能化而便利的社會。

然而，為了避免罹患肺炎喪命，為了提升免疫力，是否該從具備「不要過於習慣便利」的意識做起呢？

要在每天的生活當中實踐能夠做到的事

每天的生活當中故意爬樓梯不搭電扶梯，以優於平常的速度快步走，距離只有一站就步行，或是走到有點遠的地方吃午餐，諸如此類……「最初的一步」要從每天的生活當中能夠做到的事做起。

無須專程去健身房，每天的生活當中能夠運動的機會相當多。後面的PART 3要介紹的「肺部伸展操」也是其中之一。即使剛開始覺得辛苦一點，但只要努力持之以恆，就一定會逐漸熟練。起而行和年齡或性別沒有關係。

年齡愈大，每天的刻意累積就愈會在最後呈現「極大的差異」。假如想要「不輸給病毒」、「不罹患肺炎死掉」、「延長健康壽命」，就要先從「肺部伸展操」做起。

「年紀大了」的口頭禪，今天就可以停止了。只要持續做「肺部伸展操」，就一定會反應在肺部和肌肉上。

相信在持續兩個星期左右之後，就能實際感受到身體逐漸改變了。

當然，剛開始會辛苦一點。不過做起來有點難受，其實對身體比較好。

「晚上睡不太著」的中老年長者很多，但只要藉由「肺部伸展操」每天活動身體，就會在適當的疲勞下迅速入眠，一覺到天亮。還會湧起食慾，想要攝取肉類。透過運動就會改善睡眠和飲食。

藉由「肺部伸展操」鍛鍊出不依賴藥物，能夠充分發揮免疫力的身體——這就是不輸給細菌、病毒或疾病，真正的「新生活方式」。

PART 3

提升免疫力！「肺部伸展操」

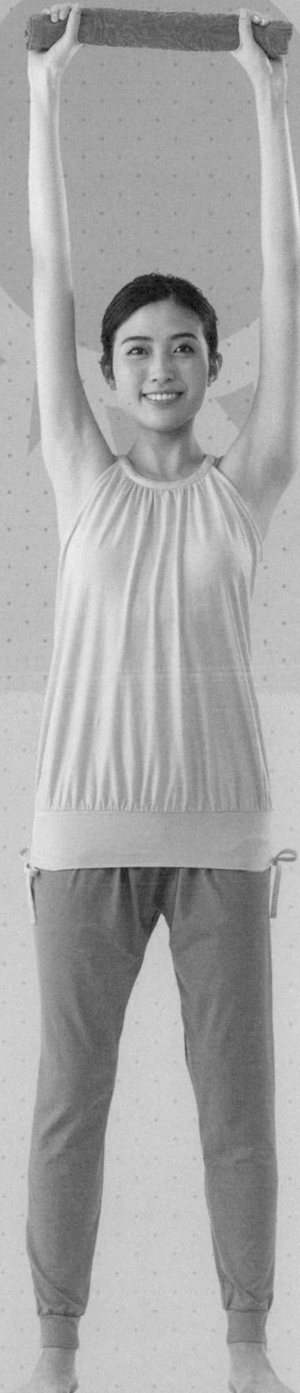

晨間肺部伸展操

全部做完約1分鐘！

要讓肺部健康起來，最好的辦法就是活動身體！

約10秒 正面

68頁

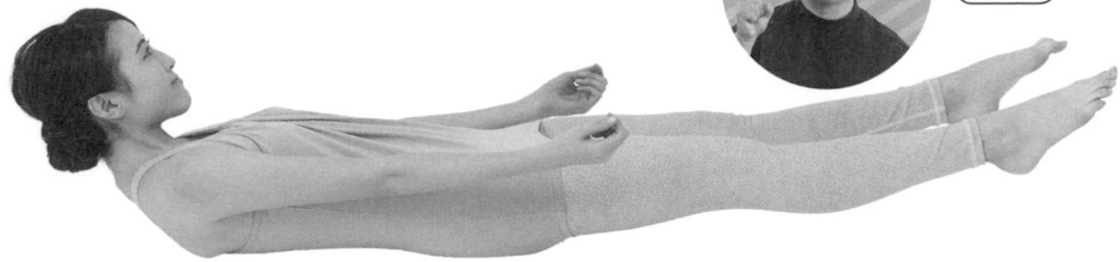

約10秒 背面

69頁

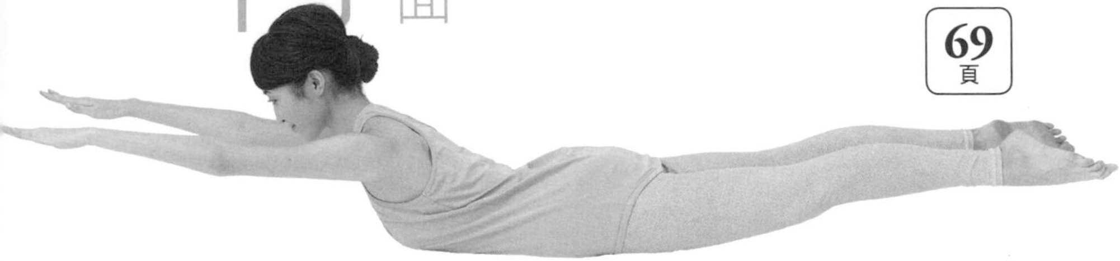

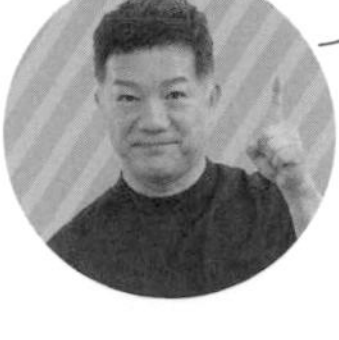

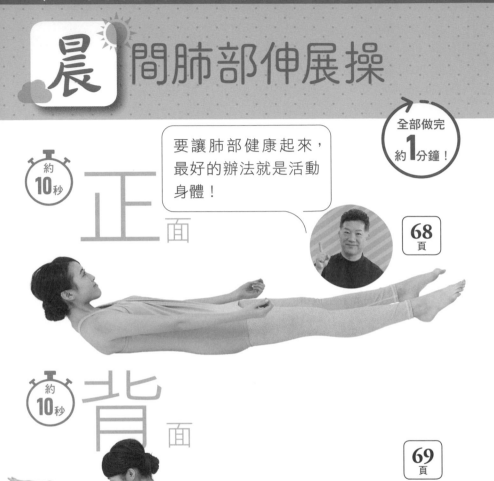

提升代謝的狀態會持續下去。只要早晚做肺部伸展操，就會 24 小時不斷燃燒脂肪！

我們要藉由動態肺部伸展操提升心肺功能。雖然每一個都是簡單的動作，不過只要從 **1** 做到 **17** ，形成「微喘運動」（參照 54 頁），就會為身體帶來良好的刺激。

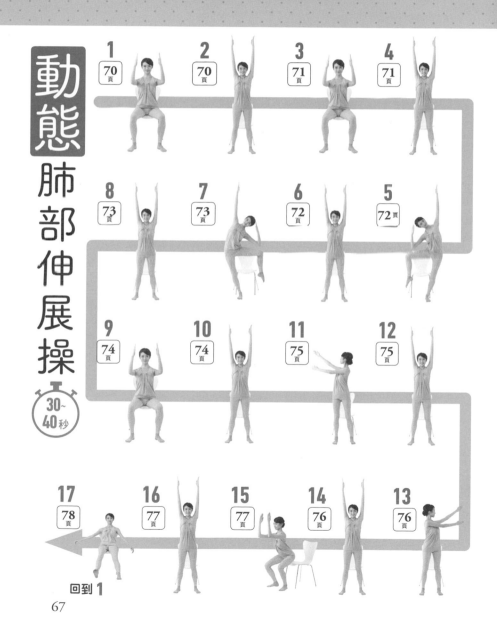

動態肺部伸展操

30~40秒

晨 正面和背面

身體仰臥，雙手雙腳和頭部抬高 20 公分

維持 **10 秒**

身體仰臥在地板上，手部輕握。雙手雙腳和頭部抬高到離地板約 20 公分處，維持 10 秒後回復原狀。

正面

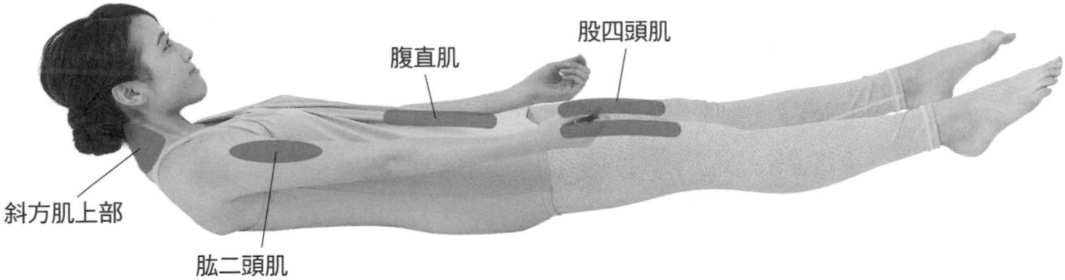

NG!

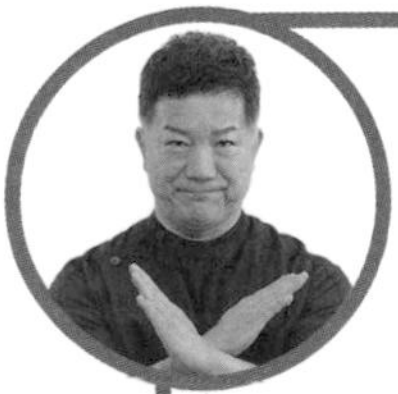

腿不要抬得太高！

腿抬得太高，就不會對肌肉造成刺激。

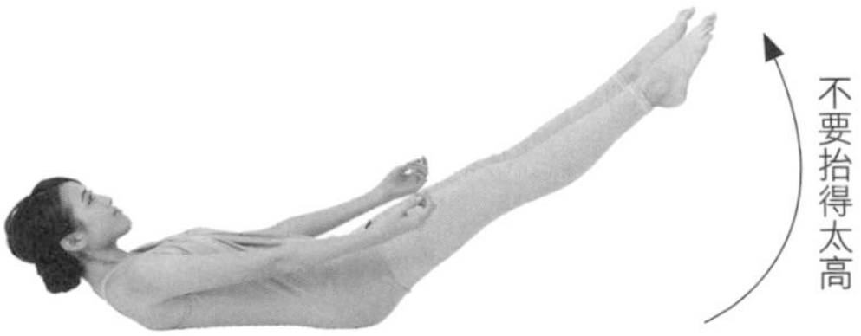

藉由「正面和背面」的伸展姿勢就能刺激全身的肌肉，進而改善提升免疫力不可或缺的淋巴流動。肌肉吸收氧氣之後，燃燒脂肪的開關也會打開！

年紀愈大，背肌就愈衰退。背部肌肉衰退也會進一步導致心理疾病。「背面」的伸展姿勢特別重要！

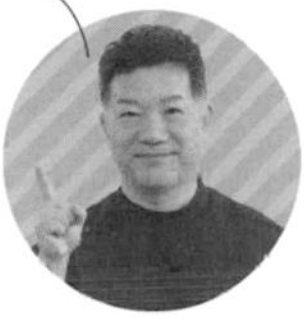

背面

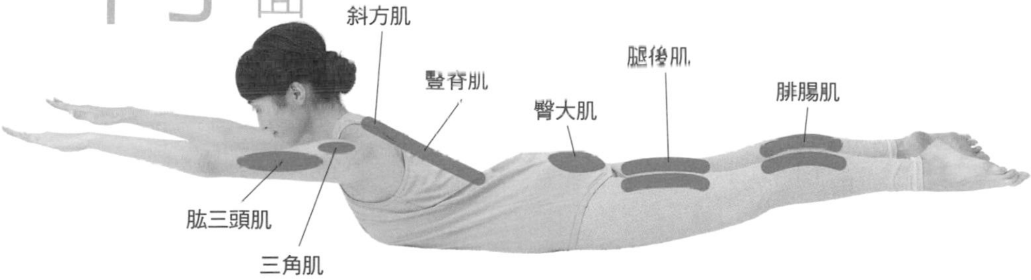
斜方肌
豎脊肌
腿後肌
臀大肌
腓腸肌
肱三頭肌
三角肌

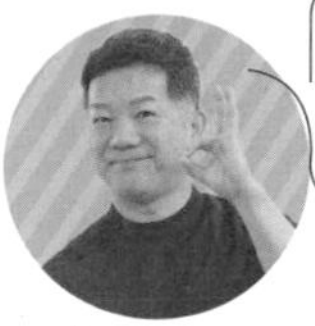

單憑「正面」與「背面」的兩個伸展姿勢，就會形成「全身運動」！

身體俯臥，雙手雙腳伸直抬高

維持 10 秒

身體俯臥在地板上。雙手雙腳伸直，抬高到離地板約 20 公分處，維持 10 秒後回復原狀。

晨 動態肺部伸展操①

1

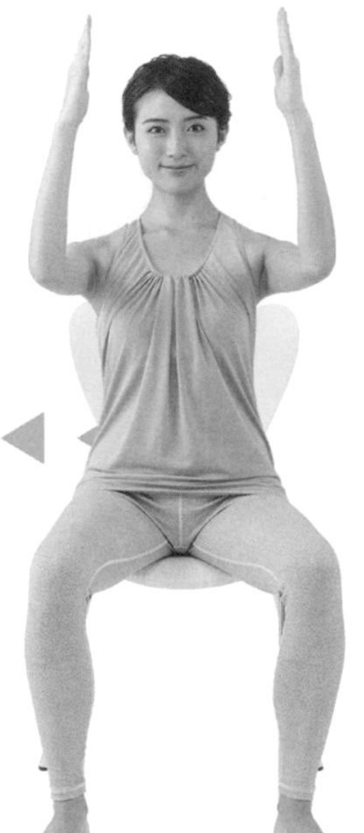

張開手臂坐下

雙手張開與肩膀同寬。雙腳張開比肩膀稍寬，腳尖朝外。

2

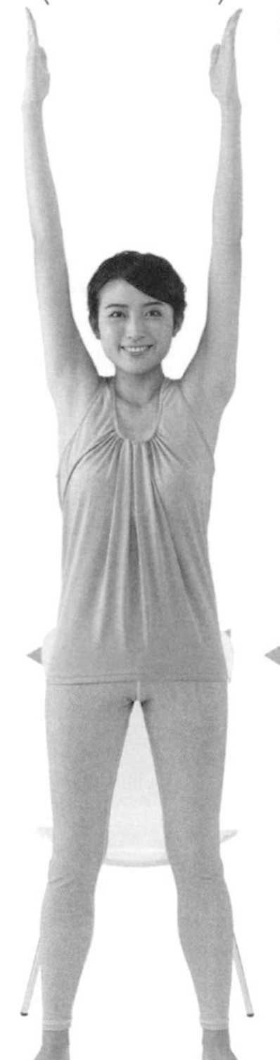

伸直手臂站立

以伸直的姿勢站立。

肺部伸展操要以一、二、三、四的韻律進行。首先是姿勢 **1** 張開手臂坐下，再來是姿勢 **2** 伸直手臂站立，以上動作要重複兩次。站立時和坐下時，就會刺激腿部、腹部及背部的肌肉。

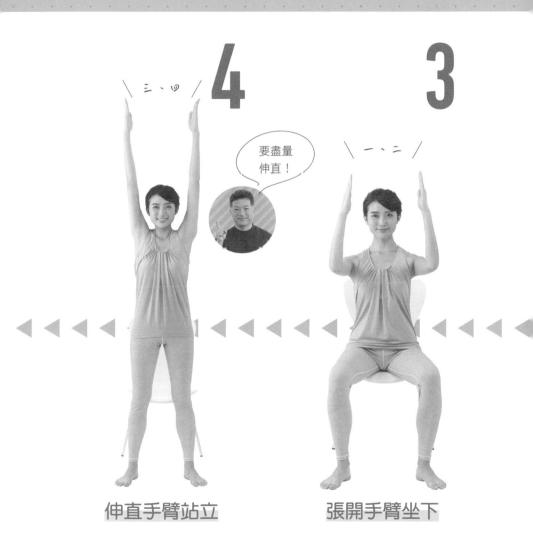

3

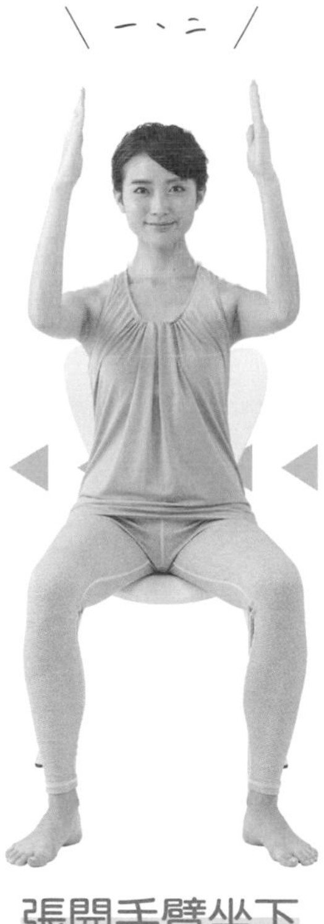

張開手臂坐下

4

伸直手臂站立

晨 動態肺部伸展操②

5

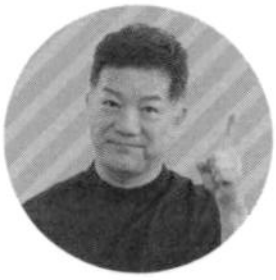

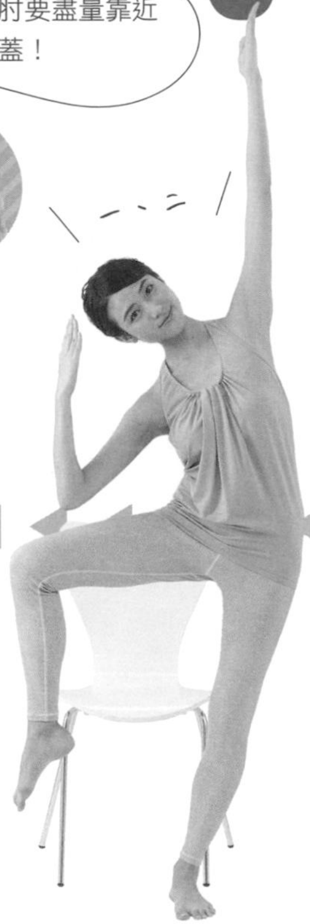

右肘靠近右膝

要記得讓右邊的側腹使勁收縮。

6

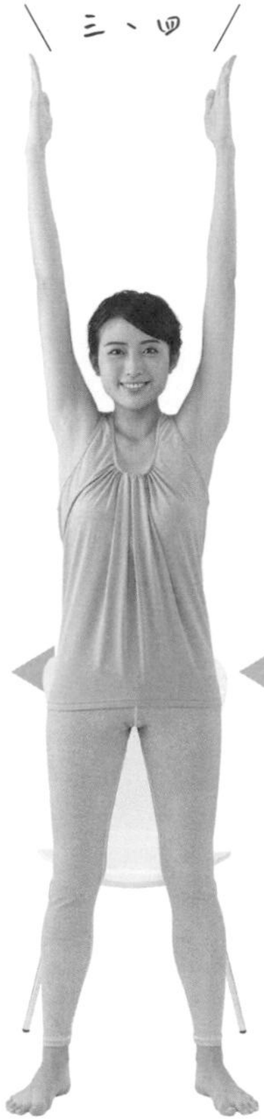

伸直手臂站立

肌肉收縮後淋巴會堵塞，舒張收縮的肌肉後淋巴則會大量流出。藉由姿勢 **5** 和 **7** 就可以改善側腹的淋巴流動，遇到很難甩掉的側腹贅肉，還有緊實的功效。

7

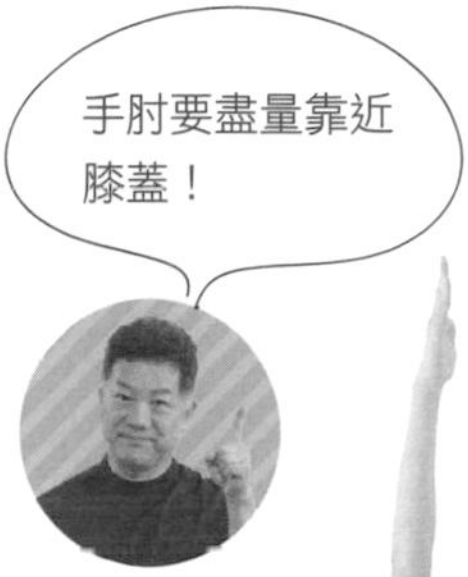

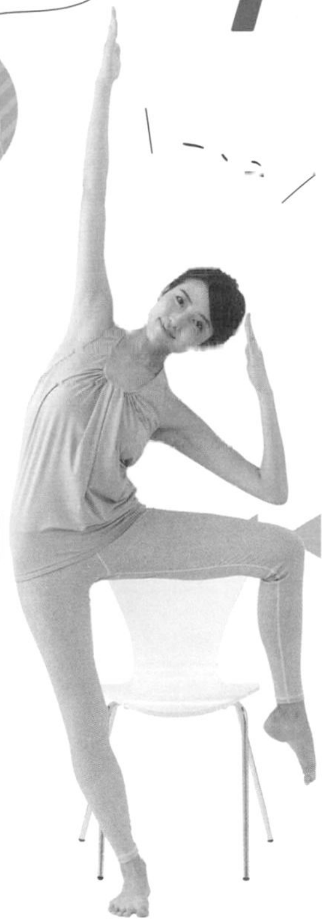

左肘靠近左膝

要記得讓左邊的側腹使勁收縮。

8

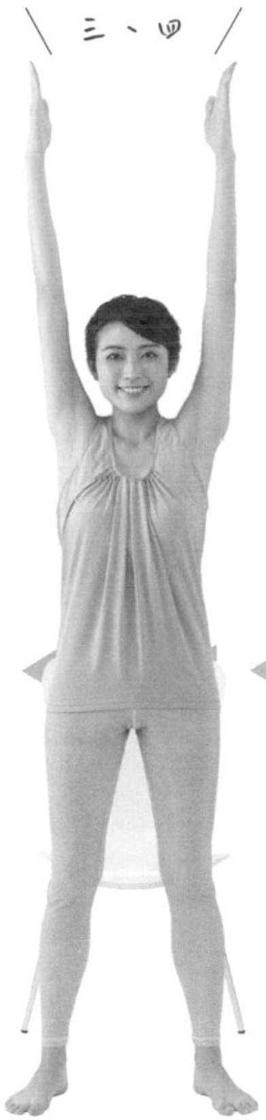

伸直手臂站立

晨 動態肺部伸展操③

10

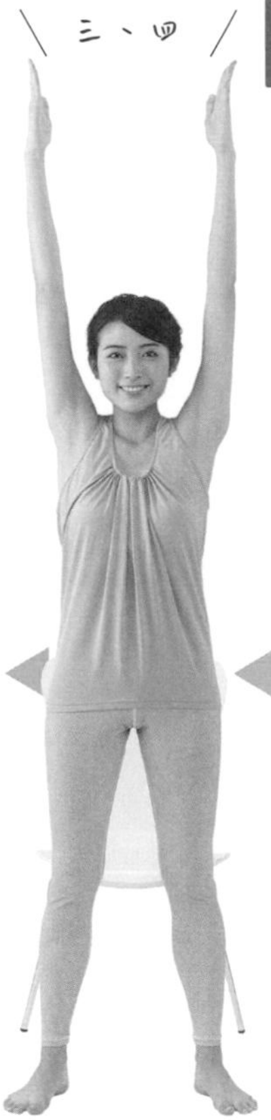

伸直手臂站立

覺得有點吃力證明對身體有效！

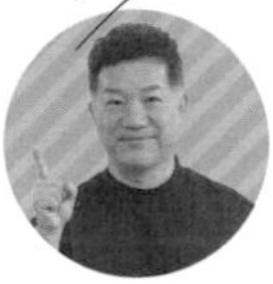

9

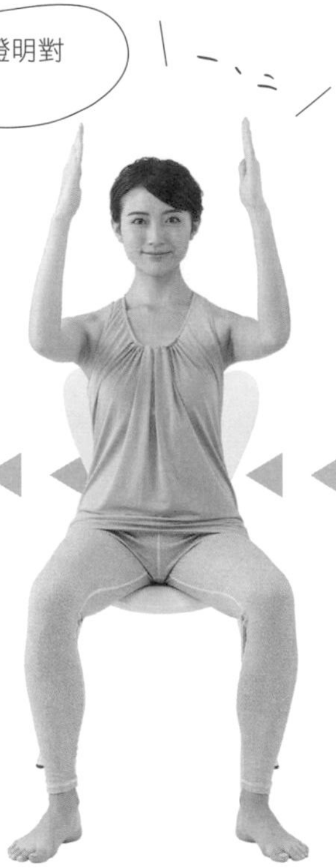

張開手臂坐下

假如站立或坐下很吃力，也可以將手靠在椅子的椅面或扶手上，順勢站起來。側腹的腹斜肌要用力扭動，練出小蠻腰。

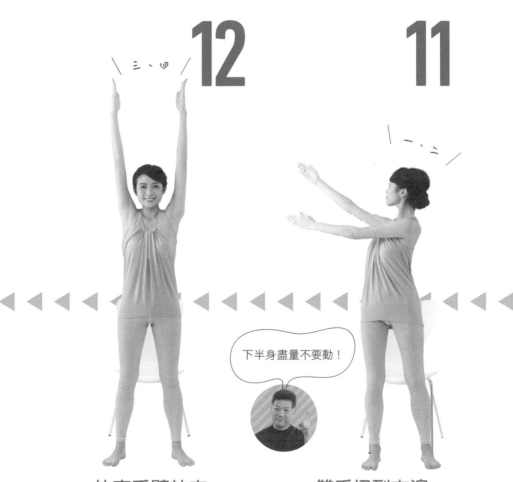

11

雙手扭到右邊

從側腹到上半身要大幅扭動。藉由姿勢 **5** 和 **7** 徹底伸展已收縮的側腹肌肉（腹斜肌）。

12

伸直手臂站立

晨 動態肺部伸展操④

13

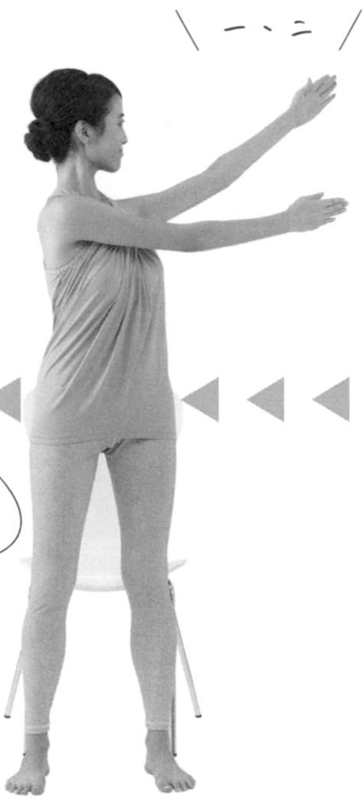
一、二

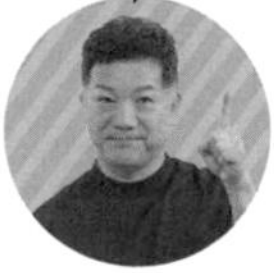
下半身盡量
不要動！

雙手扭到左邊

從側腹到上半身要大幅往左邊扭動。

14

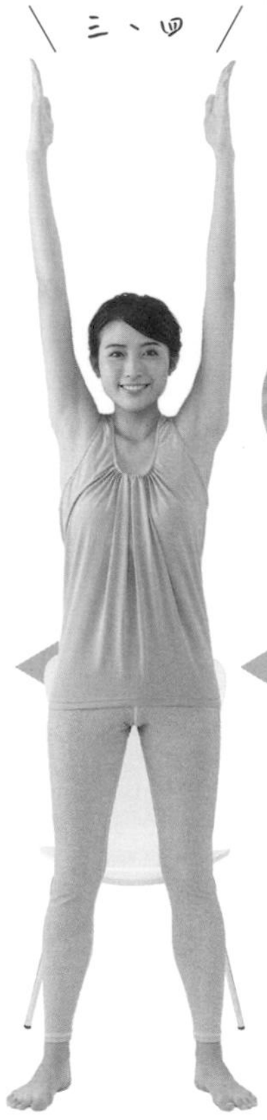
三、四

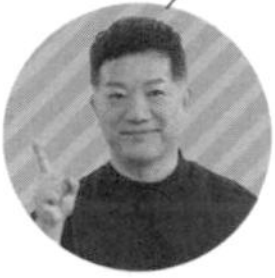
再來再來！
要盡量伸直！

伸直手臂站立

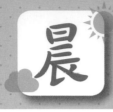

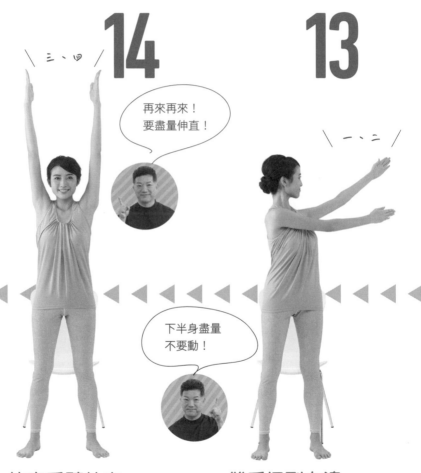

藉由姿勢 **15** 刺激的背部肌肉，是將脊椎從背部縱向支撐的豎脊肌。豎脊肌是站立和運動時軀幹所需的重要肌肉，讓人隨時都可以憑自己的腳穩步行走。

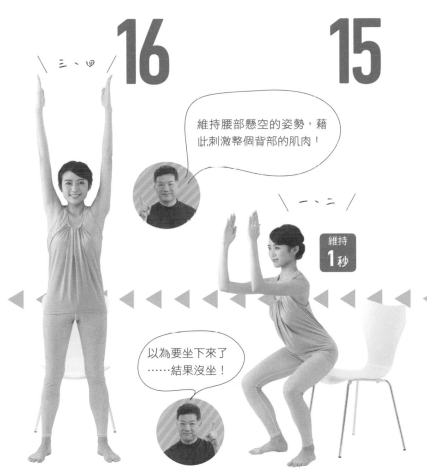

15

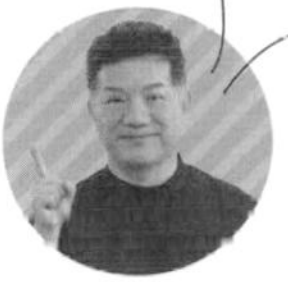
維持腰部懸空的姿勢，藉此刺激整個背部的肌肉！

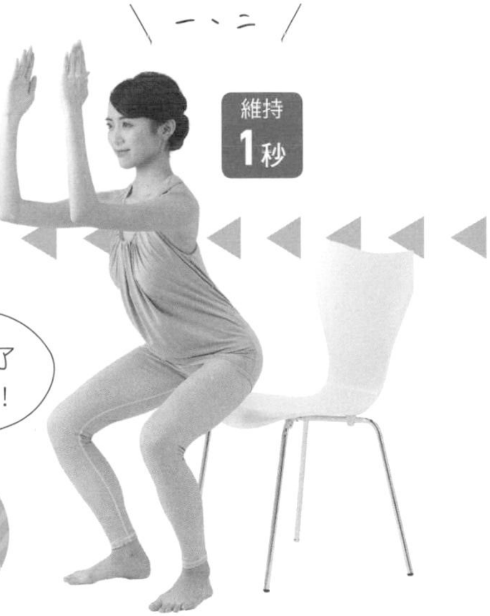
一、二
維持
1秒

以為要坐下來了……結果沒坐！

以為要坐下來了……結果沒坐！

臀部碰到椅子之前停下來！就這樣維持 1 秒。

16

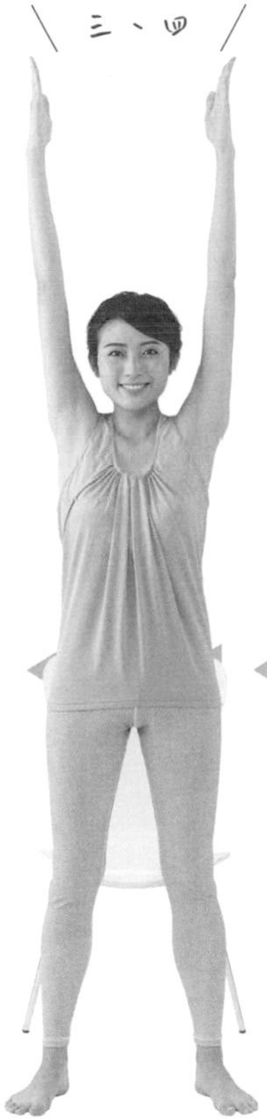
三、四

伸直手臂站立

從姿勢 **15** 做到直接伸直手臂站立，臀部不要碰到椅子。

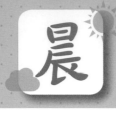

晨 動態肺部伸展操⑤

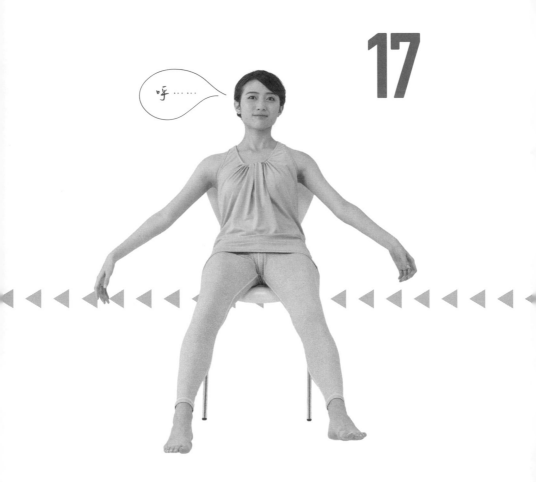

17

坐下來放鬆……

請靠在椅子的靠背上，徹底放鬆。

動態伸展操的最後是要徹底放鬆。只要接著再回到姿勢 1，動作就會從鬆弛變成收縮，用到全身的肌肉。假如行有餘力，請將 **1** 到 **17** 反覆進行數次。

姿勢 **1** 到 **17** 要做大約 30 秒。
熟練之後請反覆進行數次。

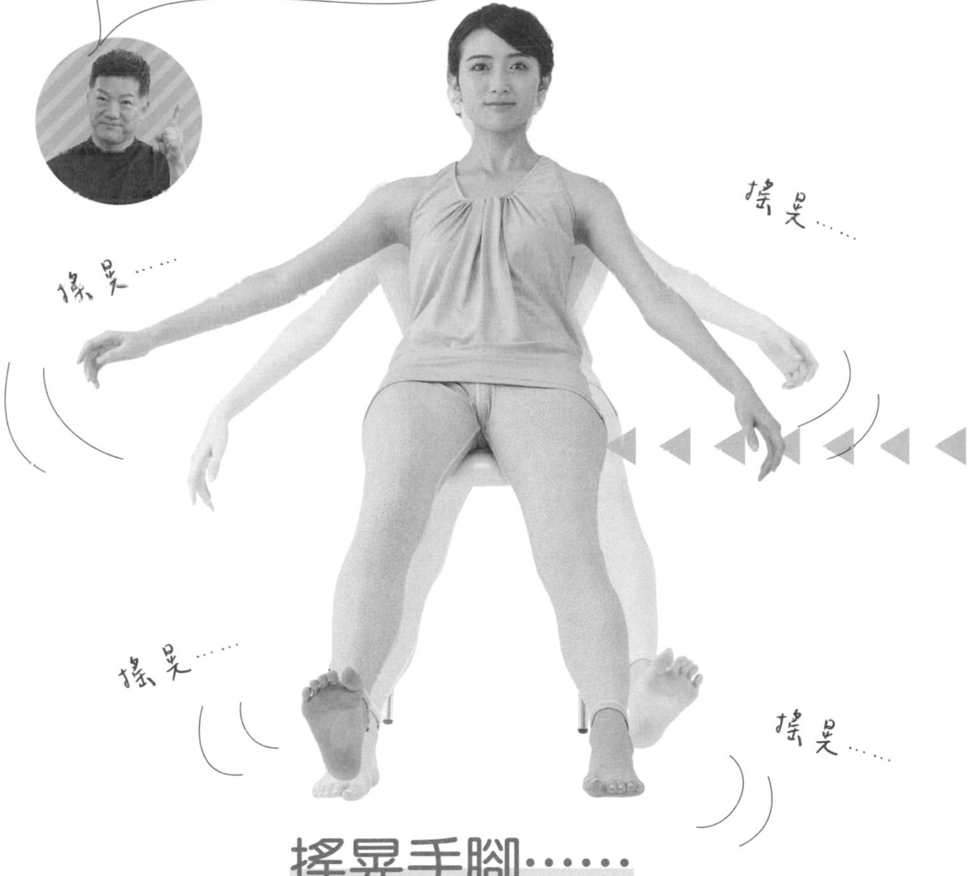

搖晃手腳……

搖晃手腳放鬆力道。

夜 間肺部伸展操

全部做完約1分鐘！

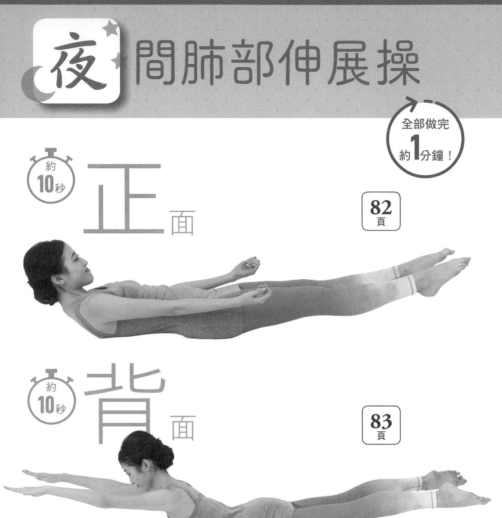

約10秒 **正**面

82頁

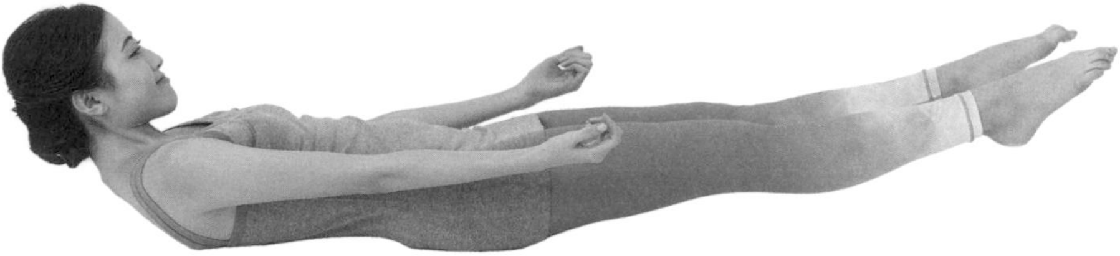

約10秒 **背**面

83頁

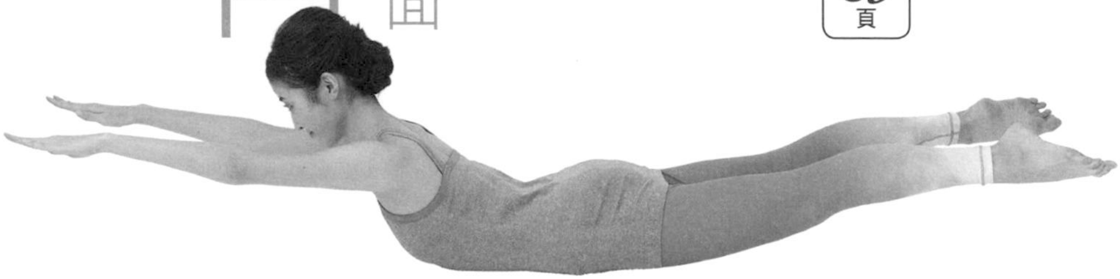

這項運動會刺激全身肌肉，幫助淋巴流動，並在夜晚睡覺時加強身體淨化。

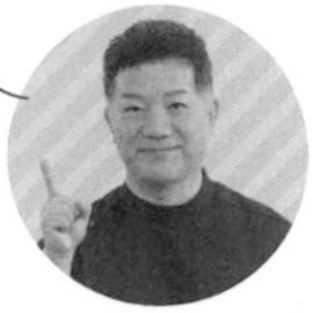

睡眠是保養身體的時間。為了讓白天持續緊繃的身心放鬆，就要在慢慢呼吸的同時，藉由靜態肺部伸展操調整身體。

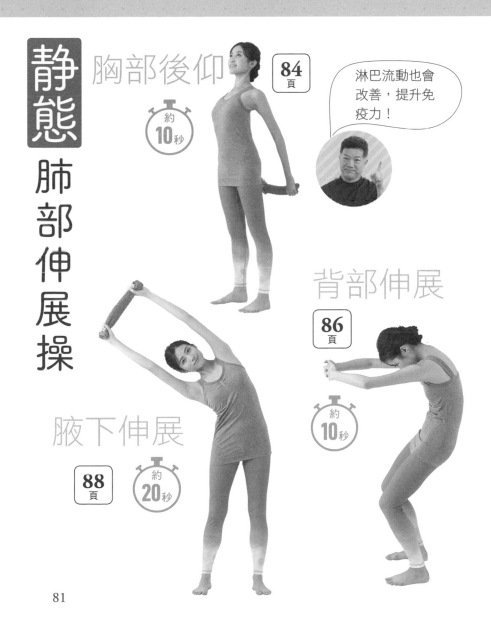

靜態肺部伸展操

胸部後仰

84頁

約10秒

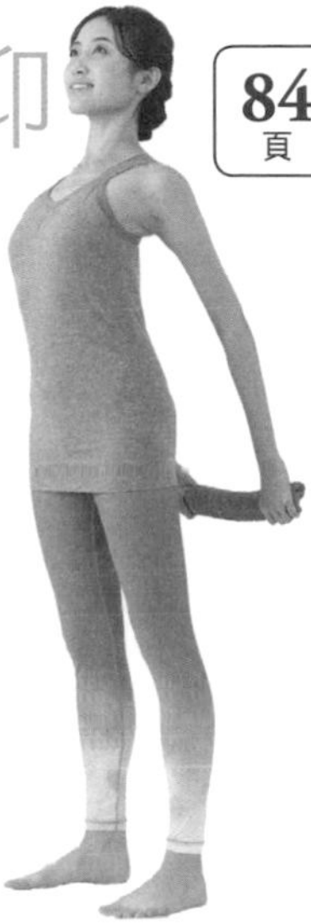

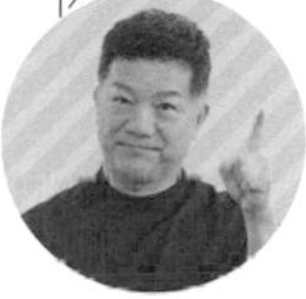

淋巴流動也會改善，提升免疫力！

背部伸展

86頁

約10秒

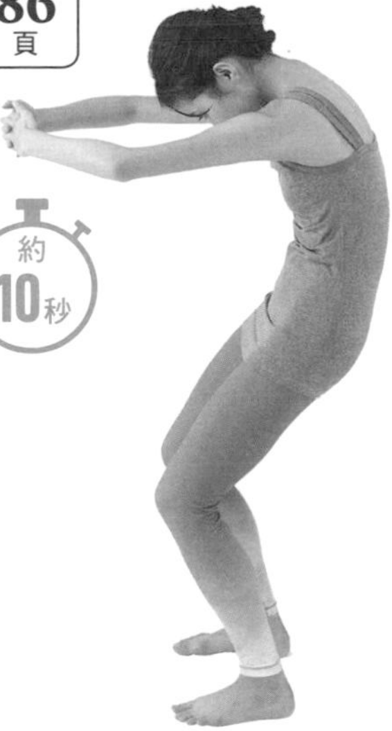

腋下伸展

88頁

約20秒

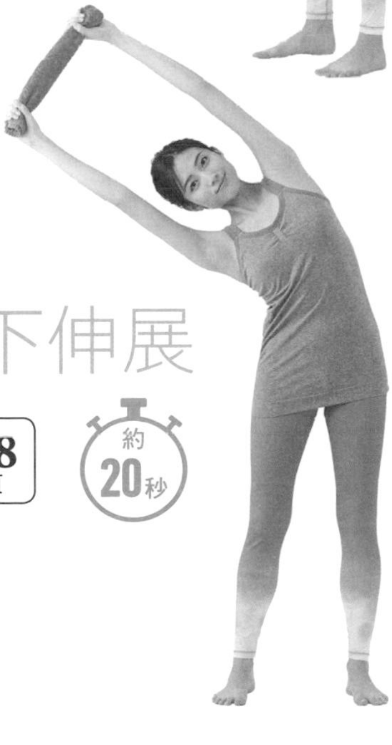

夜 正面和背面

身體仰臥，雙手雙腳和頭部抬高 20 公分

維持 10秒

身體仰臥在地板上，手部輕握。雙手雙腳和頭部抬高到離地板約 20 公分處，維持 10 秒後回復原狀。

正面

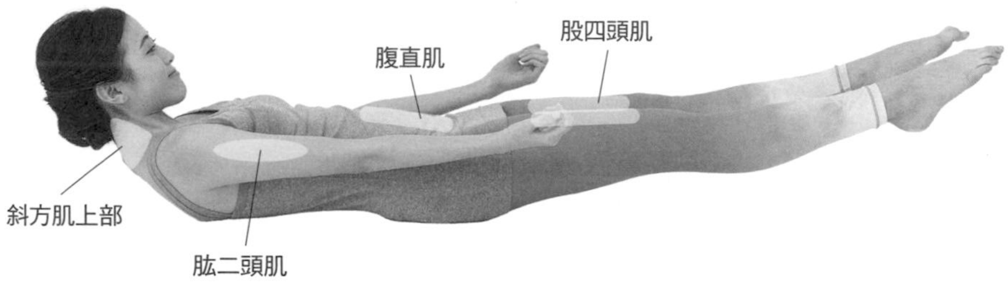

這會刺激身體前面的所有肌肉。

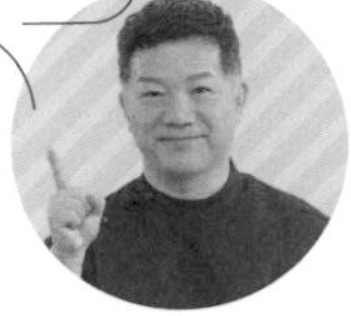

即使是「今天沒時間」、「做起來有點麻煩」的夜裡，也只需進行「正面和背面」的伸展姿勢。充分運用全身的肌肉促進淋巴流動，也就可以預防或改善身體不適。

這會用到身體背面的所有肌肉。

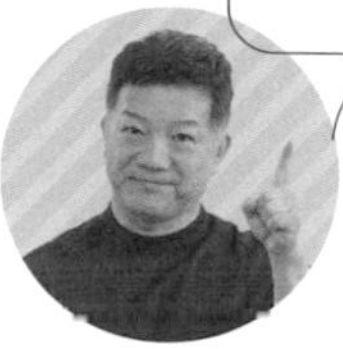

背面

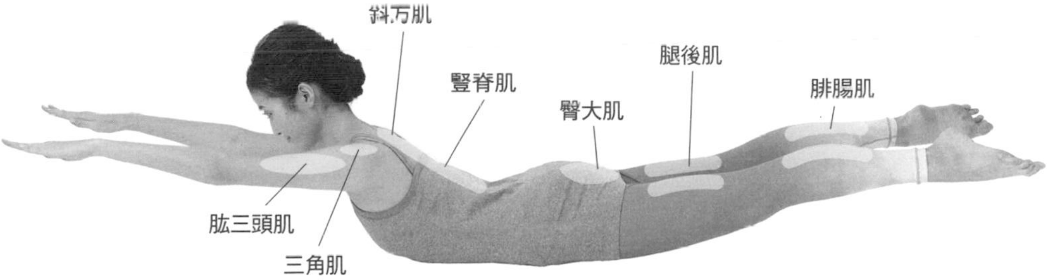
斜方肌
豎脊肌
臀大肌
腿後肌
腓腸肌
肱三頭肌
三角肌

身體俯臥，雙手雙腳伸直抬高

維持 10秒

身體俯臥在地板上。雙手雙腳伸直，抬高到離地板約 20 公分處，維持 10 秒後回復原狀。

夜 靜態肺部伸展操① 胸部後仰

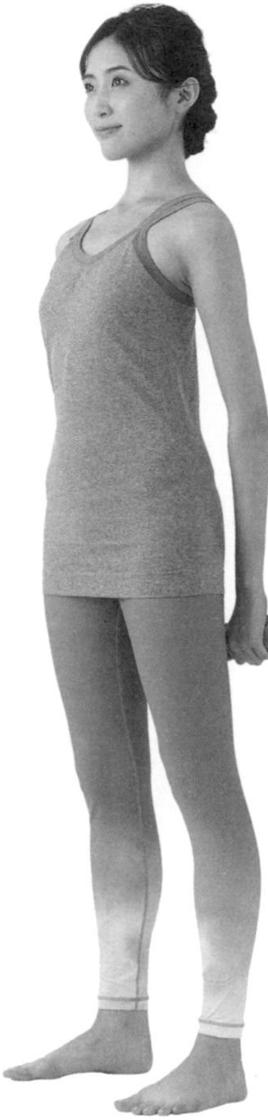

1

反剪雙手抓住毛巾

雙腿張開與肩膀同寬，雙手繞到背後抓住毛巾。
從正面看起來背肌會筆直挺立。

這項伸展操能夠改善和紓解胸部肌肉的萎縮。位在胸部的骨骼大幅擴張之後，氧氣就容易進入肺部，肺活量會增加。此外還有促進血壓降低的功效。

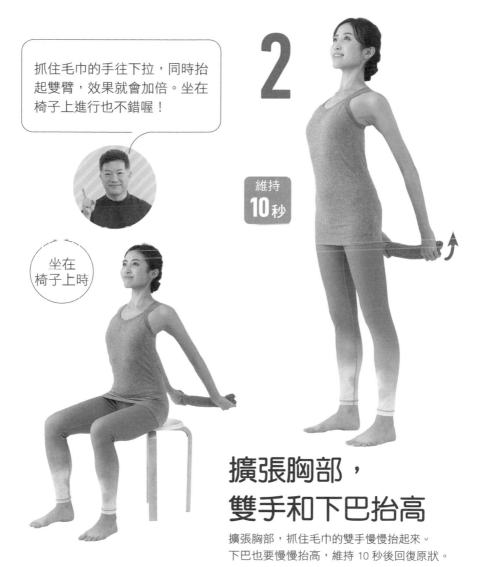

抓住毛巾的手往下拉，同時抬起雙臂，效果就會加倍。坐在椅子上進行也不錯喔！

2

維持
10秒

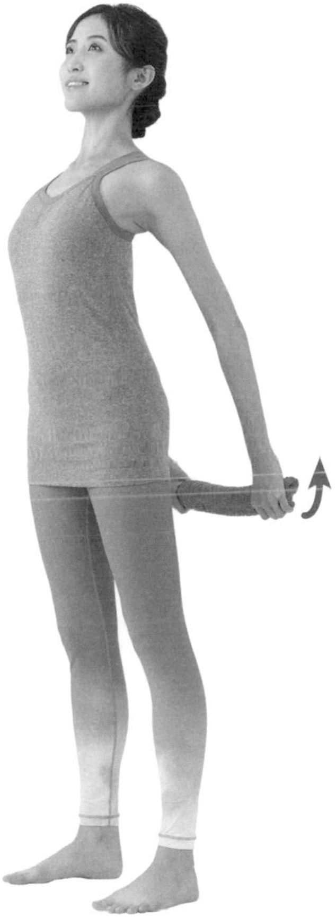

坐在
椅子上時

擴張胸部，雙手和下巴抬高

擴張胸部，抓住毛巾的雙手慢慢抬起來。
下巴也要慢慢抬高，維持 10 秒後回復原狀。

夜 靜態肺部伸展操②
背部伸展

1

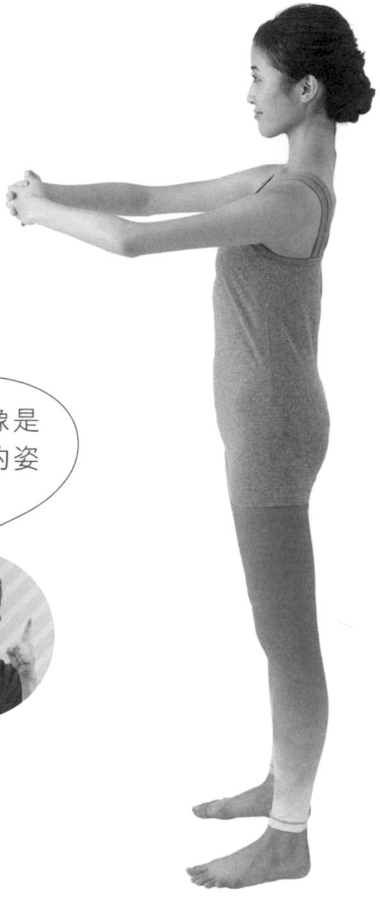

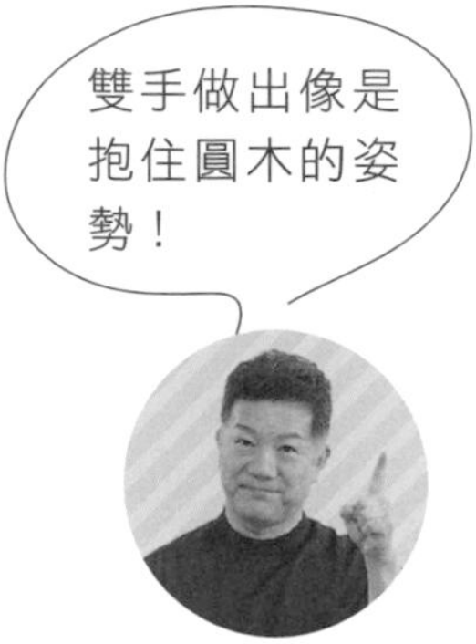

雙手十指交叉向前伸

張開雙腿與肩膀同寬，雙手十指交叉向前伸。

這個動作是要伸展背部兩側的肌肉「闊背肌」。背部是身體面積最廣的部位，背部的血液循環改善之後，氧氣就會遍及身體各處。同時背部周圍的淋巴流動也會改善。

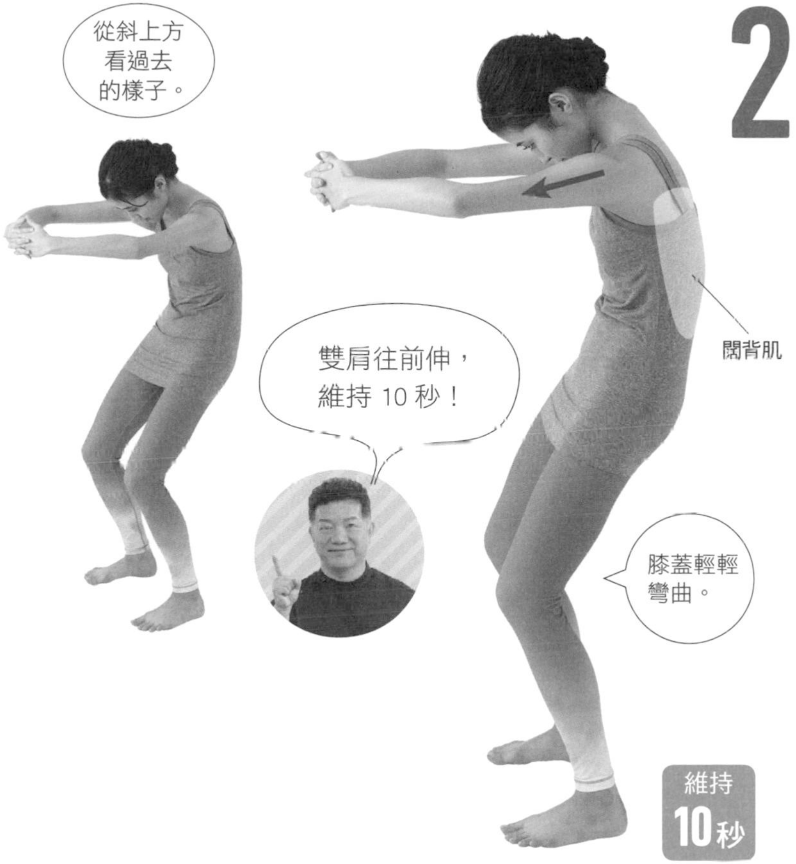

從斜上方看過去的樣子。
2
雙肩往前伸，維持 10 秒！
闊背肌
膝蓋輕輕彎曲。
維持 10秒

膝蓋輕輕彎曲，雙肩往前伸

膝蓋輕輕彎曲，雙肩往前伸，維持 10 秒。

夜 靜態肺部伸展操③ 腋下伸展

熟練之後就縮短握住毛巾的寬度，嘗試提升難度！

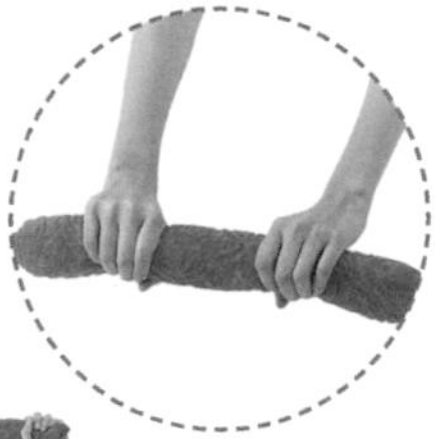

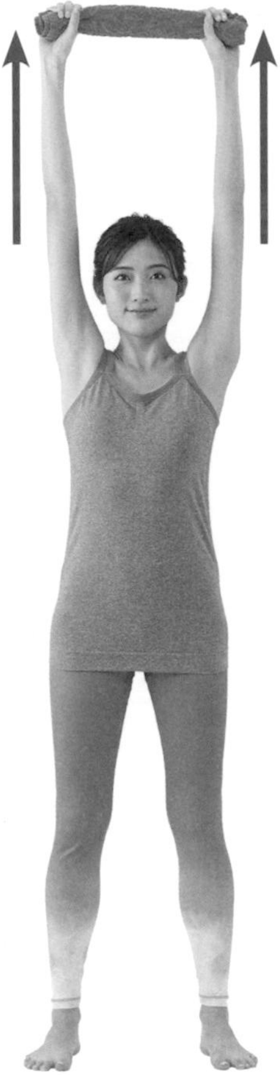

1

坐在椅子上時

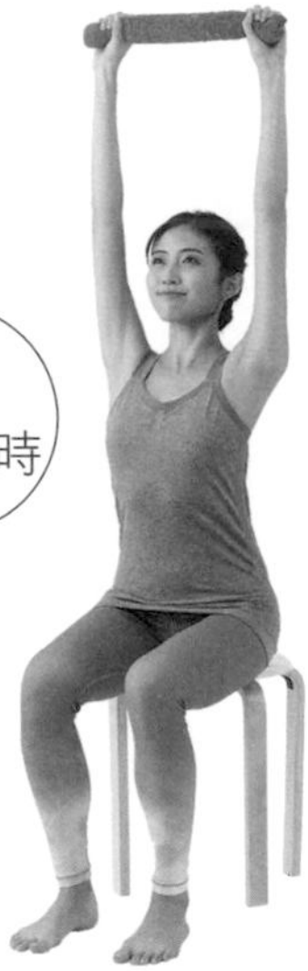

雙手抓住毛巾直接伸直

雙手抓住毛巾，再直接將抓著毛巾的雙手往上伸直。

伸展胳肢窩之後，鎖骨、胸部及腋下的淋巴流動就會改善。另外，伸展胳肢窩紓解僵硬的身體之後，副交感神經就會占居優勢。此外還可以消除壓力，適合當作夜間伸展操。

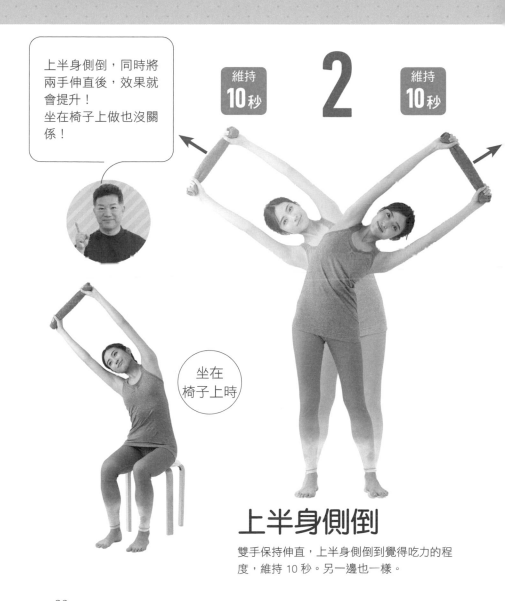

上半身側倒，同時將兩手伸直後，效果就會提升！
坐在椅子上做也沒關係！

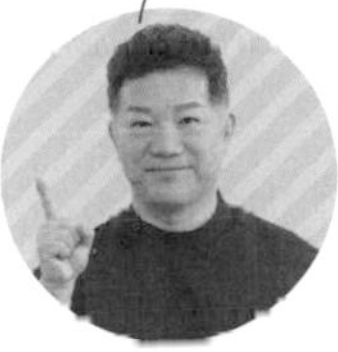

維持
10秒

2

維持
10秒

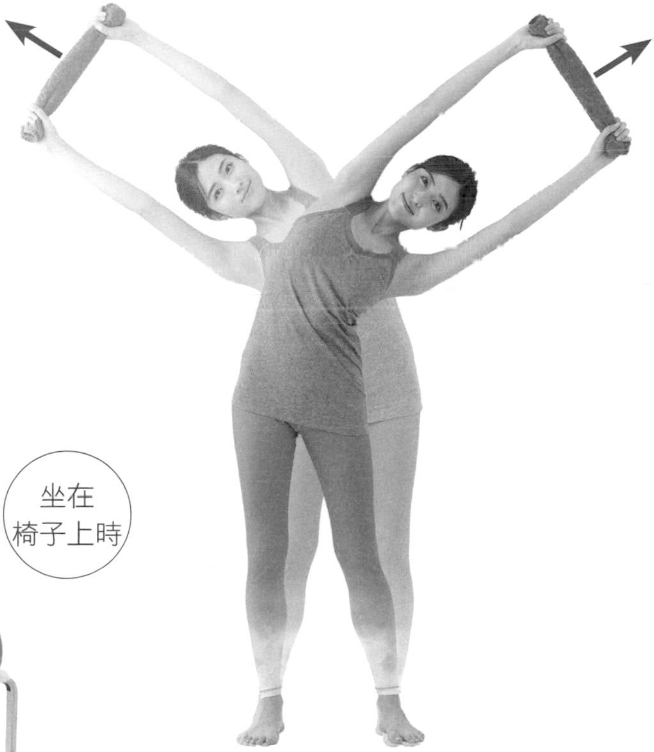

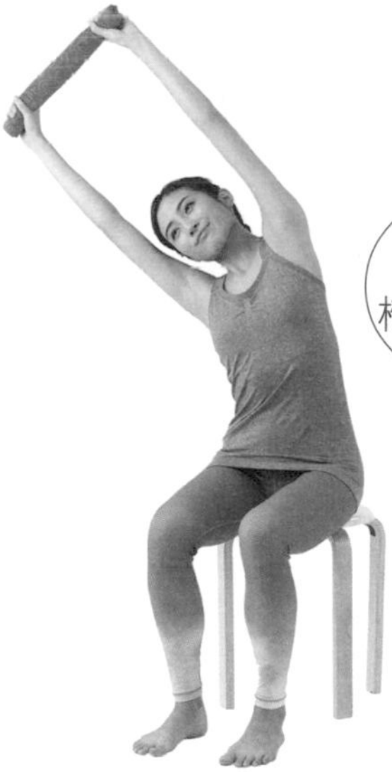

坐在
椅子上時

上半身側倒

雙手保持伸直，上半身側倒到覺得吃力的程度，維持 10 秒。另一邊也一樣。

「一心多用」肺部伸展操推薦

建議做「肺部伸展操」時不必鄭重其事，而是在每天的生活中自然進行。比方說，晨間動態肺部伸展操也可以利用客廳的沙發或其他家具来做，這樣就能輕鬆無負擔地養成習慣了。

（以下的照片是摘要。請和 67 頁一樣，從 1 逐步做到 17。）

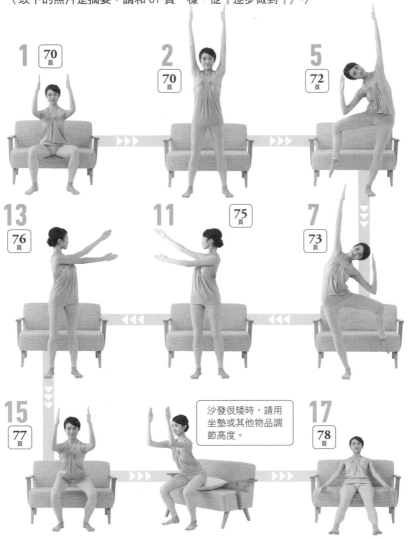

PART 4

提升免疫力！「新生活習慣」

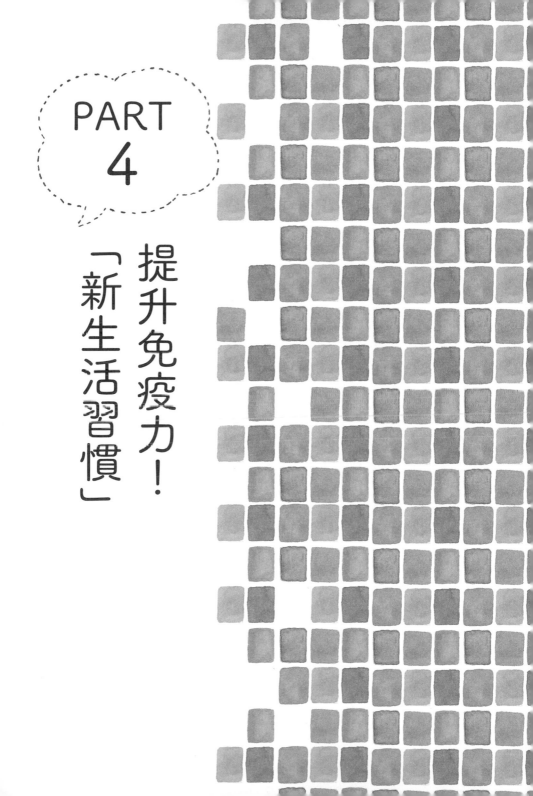

「均衡飲食」是怎樣的飲食？

就如PART 1說明的一樣，「好好吃飯」是健康的標誌。目前為止也再三提到，想提升免疫力，就要重視呼吸、運動及飲食。

但是，雖然人們常說「想增進健康就要重視『均衡飲食』」，不過「均衡」究竟是什麼呢？

「為免膽固醇攝取過量，要少吃油脂和肉類，多吃蔬菜」、「節制醣類攝取防止肥胖」，這些就是最近追求健康之人的「均衡飲食」了吧？然而，因為蔬菜有益健康就少吃肉，過著以蔬菜為中心的生活，或是為了節制醣類攝取就少吃飯，真的就是「均衡飲食」了嗎？

「控制糖分和油脂的吸收」、「補充蔬菜不足的營養劑」，或許是這類媒體廣告的效果所致，許多人都誤解了什麼是「均衡飲食」。

我們的活動當中少不了「三大營養素」

從營養層面來看，我們維生少不了**「醣類」、「蛋白質」及「脂質」**這三大營養素。醣類是活動所需的能量來源，脂質（膽固醇）是細胞的材料，蛋白質則會製造肌肉、血液、毛髮、皮膚及其他組織。

要是進行不當的飲食限制或極端瘦身，恐怕形塑我們的三大營養素也會不足。

比方說，大家在肚子餓扁的時候，會特別想要吃蔬菜嗎？這時想吃的果然還是飯糰、麵包、麵類或其他碳水化合物（醣類）吧？因為碳水化合物是人類活動所需的能量來源。當然，即使對身體再有益，太多也不行，太少也不行。分量適中才是放諸四海而皆準的道理。

這一章想要導正大家對飲食、營養素、生活習慣及其他相關知識的誤解，提供建議，以便鍛鍊出不輸給病毒或疾病的身體。

身體所需的能量來源要靠醣類攝取

現在很多人似乎為了節食或增進健康的目的，減少主食以限制醣類攝取。理由是「攝取大量醣類之後，胰島素就會過度分泌，變成中性脂肪，導致肥胖，所以最好盡量少吃飯或麵包」。然而，這種想法可說是既武斷又危險。

醣類也是燃燒脂肪用的必需品，節食上反而少不了它。要是沒有攝取碳水化合物，醣類持續不足，身體就會試圖分解肌肉確保能量，而不是脂肪。做了限制醣類攝取的節食法會暫時減輕體重，是因為肌肉減少，而非脂肪。

肌肉會燃燒醣類和脂肪，產生熱量。要是沒有肌肉，吃掉的份就會累積在身體當中，反而容易發胖。

而若肌肉量減少，熱量沒有遍及全身的話，體溫就會下降，免疫力也必然會低落。

醣類和免疫的關係

醣類在提升免疫力上扮演重要的角色。知道這件事的人不多，其實血液成分要是**沒有醣類就無法運作**，尤其是其中的紅血球更是如此。紅血球有運送氧氣的功能，要是這項功能下滑，全身就會陷入氧氣不足的窘境，代謝降低，免疫力也會低落。

沒有運動，脂質就不會製造熱量，但是醣類不靠運動單憑飲食即可製造熱量，對身體來說是重要的營養素。尤其是人類的腦部，能量來源只有醣類（葡萄糖）。要是醣類不夠，腦部運作就會遲鈍，發呆，容易疲倦，產生各種不良影響。

醣類是我們維生所需不可少的養分，絕非壞東西。

將動物性蛋白質納入飲食當中

很多人是不是過了四十歲左右之後，就「不常吃肉」了呢？其實這是老化的信號。即使高齡但仍精力十足、充滿生氣的人，健康到每天都能吃肉，說什麼「早上就來一客牛排」。請大家也一定要食用肉類！

我們身體所需的蛋白質也可以從大豆攝取，然而不可或缺的「必需胺基酸」，則是以肉、蛋或牛奶的含量遙遙領先。胺基酸是合成蛋白質的成分，體內無法製造的則會特別稱為「必需胺基酸」。**蛋白質是「生命的根源」**。其實我們身體約有六成是水分，剩下的一半是蛋白質。皮膚、毛髮、肌肉、骨骼、內臟，還有血液及荷爾蒙等物質也一樣，沒有蛋白質就不能生成。

近來，高齡者的「低營養」演變成社會問題。雖然也有老人家是難以吸收營養成分，但其實優質蛋白質攝取不足的人似乎特別多，而其中就均衡蘊含了必需胺基酸。

老年期肌肉減少稱為「肌少症」，是絆倒、跌跤，或是其他可能導致「臥傷在床」的風險因素。要預防這一點，運動和飲食會特別重要，積極攝取肉類、蛋、奶製品及其他動物性蛋白質就會很有效。

建議食用營養豐富的豬肉

肉類當中我會特別推薦豬肉，因為其中富含維他命B_1和B_6。前者會將醣類轉換成能量，後者則會製造肌肉或血液。

富含維他命B_1的代表食物，雖然我們常舉糙米胚芽為例，不過一碗飯碗（約一百二十公克）的含量為〇・一九毫克。相比之下，豬腰內肉每一百公克當中就有一・三二毫克的維他命B_1，攝取的效率能夠遠高於前者。

另外，維他命B群易溶於水，要迅速翻炒，或是做成燉煮料理，連滷汁一起食用。還有，洋蔥或大蒜等食物蘊含的大蒜素，能夠與維他命B_1結合，容易吸收至人體，假如做成能與這些食物一起吃的菜色就更好了。

細胞再生少不了膽固醇

膽固醇往往是肥胖、動脈硬化及其他「慢性病」的元凶，相信許多人對它的印象就是「身體不好」。然而，各位知道日本厚生勞動省於二〇一五年以「沒有充分的科學根據」為由，取消膽固醇攝取標準了嗎？

其實**膽固醇對身體來說是相當重要的營養素。**

大致來說，人類細胞的外膜是膽固醇，裡面則由蛋白質組成，平時會將老細胞換成新細胞，但若膽固醇不足，新細胞就無法再生，持續老化。

膽固醇重要的職責

①肌肉、內臟、皮膚等組織全都是細胞的集合體，膽固醇會製造細胞膜。

②做為女性荷爾蒙、男性荷爾蒙、副腎皮質荷爾蒙，以及其他維生所需的荷爾蒙原料，支持生命活動。

③藉由照射紫外線，合成骨骼形成所需的維他命D。

④做為膽汁酸的原料，以便消化吸收脂質。

我們身體所需的膽固醇有兩～三成從飲食中攝取，剩下的七～八成由肝臟生成。要是在飲食中攝取太多膽固醇，體內製造量就會減少。反倒是在體內製造許多膽固醇，肝臟幫忙控制妥當，就可以維持幾近一定的數量。

累積在身體的脂肪，就像是「無法藉由飲食攝取膽固醇時可用的存款」。只要適當儲存體脂肪，就可以不必強迫肝臟承受過度的負擔。因此極端避免攝取油脂類或膽固醇，原本就不是最好的方法。

相信將來的時代，與膽固醇「相處融洽」的觀念會逐漸受到重視吧？

要吃蔬菜就選中餐或火鍋

「雖然肉也不錯，但是蔬菜也要好好吃。」小時候別人常這樣告訴自己，因為蔬菜富含維他命或礦物質。

維他命或礦物質能夠讓人類的生理機能正常運作，具有強化的功效，由於無法在體內合成，所以需要從飲食中攝取。

只不過，單一蔬菜蘊含的維他命或礦物質微乎其微，若要試圖確保需求量，就必須食用分量超乎想像的蔬菜。即使想要吃很多也很難一次大量食用，這是蔬菜的難題。

因此我會建議吃**中餐**。蔬菜有一半以上是水分，而中餐會藉由翻炒或熬煮去除蔬菜的水分，所以既能大量食用，又可以濃縮攝取單純的營養素。

再者，中餐除了蔬菜之外，還會添加肉類、魚貝類及其他五花八門的食材，營養均衡也很適當，可說是相當理想的菜餚。

火鍋營養也綽綽有餘

除了中餐之外，「火鍋」也不錯。

火鍋的好處在於可以搭配五花八門的食材。而且就如水溶性的維他命一樣，營養素也會溶於水分當中，能夠與清湯或高湯一起攝取，不會遺漏。火鍋是「營養素的珠寶盒」，各種食材的精華盡在其中。

接著加飯或烏龍麵當作收尾，再用蛋蓋上去全部吃完。蛋蘊含所有理想中的必需胺基酸，堪稱「無敵配料」。

剩下的清湯或高湯，則可以儲藏至保存期限範圍內，光是在沒有食慾時溫著喝，也可以充分補給營養。

除此之外，想要從蔬菜類食材高效攝取有用的營養素時，也不妨試試發酵食品。做成醬菜之後營養價值就會提升好幾倍。

可喜的是，難以生吃的蔬菜類食材，做成醬菜後也可以輕鬆入口，能夠大量食用。

藉由發酵食品調整腸內環境

要提升免疫力，「調整腸內環境」也很有效。

腸是消化和吸收食物的器官，在「免疫系統」當中也肩負重要的職責。免疫系統能夠防止病原菌、病毒及其他致病因子從外界入侵，將近七成的「免疫細胞」在腸道幫忙把守。異物會和食物一起直接進入腸子，所以許多免疫細胞集結在此處。人類的身體實在打造得很完善。

另外，目前已知糖尿病、肥胖、失智症、過敏，以及其他老年人要特別留意的疾病，也和腸內環境的好壞息息相關。

位在腸道的細菌稱為好菌、壞菌及伺機菌，其中占壓倒性多數的是伺機菌。伺機菌顧名思義，就是能夠依照狀況變成好菌和壞菌的細菌，好菌多就會改善腸內環境，壞菌多就會惡化。

為了抑制壞菌增加，就要記得積極攝取含有乳酸菌的食物。乳酸菌是「食用醣類產出乳酸的細菌」，會幫忙抑制壞菌增加，調整腸內環境。優格、醬菜、起司或其他發酵食品就富含乳酸菌。

拉攏伺機菌增加好菌！

要調整成好菌占優勢的腸內環境，就只能將腸內細菌勢力最大的伺機菌變成好菌。最近的研究發現伺機菌多半屬於「土壤菌」，這就表示應該大量攝取土壤菌。「玩泥巴」就是個非常好的方法。

土壤菌是棲息在泥土中的微生物總稱，並不特殊，泥土的粒子也存在於懸浮的空氣當中。比方說讓納豆發酵的納豆菌，也是土壤菌「枯草菌」的一種。就因為泥土含有各式各樣的細菌或微生物，營養豐富的農作物才會成長茁壯。接觸泥土之後，總覺得內心獲得平靜或療癒，或許就是因為身體需要泥土。

除菌或殺菌要適可而止

新型冠狀病毒傳染病的流行，使得除菌噴霧、除菌紙巾或其他「除菌商品」，從藥局、藥妝店、超市或超商消失蹤影。現在無論在家中和街上，到處都會設置消毒液，勤於消毒手指就成了「新生活方式」之一。

然而，各位想過消毒或除菌過頭，會怎樣影響我們的身體呢？**平常完全不接觸細菌，過於乾淨的生活，可能會讓我們的免疫力下降。**

我們從遠古以來就接觸各式各樣的細菌，將這些物質吸納到體內，培養抵抗力。然而現代社會當中，由於公眾衛生的發達而時時保持清潔，除菌和殺菌的機會也有所增加，如今就算說是完全沒有接觸細菌的機會，恐怕也不為過。

我們知道傳染病或食物中毒會有危險，態度會變得謹慎。然而，要是我們的身體對細菌免疫力降低，抵抗力減弱，不只敵不過新型冠狀病毒，以後遇到陸續出現的新病毒，也不能好好作戰，倖存下來。要是極端的消毒、除菌和殺菌威脅到我們的性命，那才是本末倒置。

以溼度充足的沐浴擊退病毒

要是消毒、除菌或殺菌做得過於神經質，請每天泡澡一次，享受放鬆的時刻。這樣就足以應付病毒了。

可以的話請不要淋浴，而是舒舒服服泡在浴缸裡。只要在浴室霧氣蒸騰時泡在浴缸裡，附著在身體的病毒就會死絕。幾乎所有的病毒都怕溼度和高溫。而且藉由呼吸將大量水蒸氣從氣管吸進肺部之後，也可以驅除位在呼吸道或肺部的病毒。單憑淋浴難以冒出熱氣，要記得放熱水到浴缸裡，讓浴室充滿熱氣。

溫泉的有效成分也能提升免疫力。壓力是免疫力低落的原因之一，不過泡溫泉後還能獲得放鬆的功效，真是一石二鳥。

一笑病毒就溜走

前一節也提到壓力是影響免疫力低落的因素，而消除壓力最簡單的方法就是「笑」。

強烈的壓力或持續的壓力會讓交感神經占居優勢，強迫我們緊張，自律神經紊亂，進而引來各種身心障礙，還會導致免疫力低落。

居家或工作等場合中遇到討厭的事情，難受的事情，提不起精神——這時有個好方法。那就是讓腦部產生錯覺。請將免洗筷或原子筆打橫，試著銜在嘴裡。接著嘴角會上揚，這正是「強顏歡笑」。

我們常以為笑是因為開心，腦部卻像是有個「一笑就覺得開心」的迴路會發揮作用。所以藉由「銜住原子筆的強顏歡笑」也可以提振心情，請一定要試試看。

藉由笑容激發ＮＫ細胞活性

「笑」的功效還不止這個。

從以前就有人在說，一笑就會激發免疫細胞ＮＫ細胞的活性。

從最近的研究可知，藉由腦內荷爾蒙當中的快感物質多巴胺的作用，ＮＫ細胞就會增加。

提振心情之後，身體功能會恢復，免疫力也會恢復，「一笑就能擊退病毒」是真的。

除此之外，「笑」的功效還有很多。像是改善腦部血液循環，激發腦部功能活性，以及調整自律神經的平衡等。

笑不只讓心情變得積極明朗，對身體也有正面效應。

那麼，現在馬上先笑一個吧！

記得睡眠要「一天七小時」

根據北海道大學十年來針對全日本十一萬人的追蹤調查研究指出，「睡眠七小時」的死亡率最低，能夠延年益壽。

反過來說，未滿六小時的睡眠或太長的睡眠，則會增加重症病發的風險威脅性命。像是腦血管障礙或心臟疾患等。

一般人常以為藉由睡眠就會「讓腦部休息」，不過睡眠的主要工作是「修復身體」。

人類在睡眠之後就會進行身體保養，維持強健身體以免敗給受傷或疾病。長期睡眠不足會提高各種疾病發作的風險，這正是「**睡眠不足會要命**」。

就寢前不要刺激腦部

睡眠時間也很重要，但不要忘了「睡眠品質」。所謂的「淺眠」和「難睡」，別說是提升免疫力了，也不能期待會延長健康的壽命。

要實現品質優良的睡眠，就必須在就寢前盡量放鬆，讓副交感神經位居優勢。要是在就寢前觀看智慧型手機、平板、電腦、電視或其他帶有螢幕的設備，腦部就會受到刺激，情緒高漲，交感神經變得活躍，妨礙入眠。

另外，起床之際要記得盡量照射陽光。

藉由照射陽光就可以重新設定生理時鐘，並在剛好就寢的時候分泌荷爾蒙褪黑素，做為確保優質睡眠之用，於是就能好好睡一覺了。

傾聽來自身體的信號

我們在身心俱疲之後，就會厭惡眾人喧嘩，想要獨處，或是前往安靜的地方。「啊，好想去泡溫泉！」會這樣想就是身心俱疲的證據。我們人類會憑本能理解去某個地方就能療癒身心這件事。

然而，我們現代人會覺得「雖然想睡但還有工作」、「雖然身體疲倦卻不能休息」，不斷違抗身體發出的「休息」信號，一再硬撐，於是就會累積壓力。

這樣硬撐，免疫力就會不斷下降。

別受外界的資訊擺布

我們現代人容易忽視來自身體的信號，受外界的資訊蠱惑。

如今大眾尋求「新生活方式」，是否可以再稍微好好傾聽「自己內在的聲音」呢？

比方像是每天挑選食材時，也不要依照電視或其他媒體的評價而挑選，假如在超市覺得「今天中意這道食材」，就毫不猶豫選擇它。

「身體的聲音」會告訴你現在所需的營養素。

即使吃了社會上說「對健康有益」的東西，也不知道是否適合你。

與其盲目接受別人的資訊，傾聽自己身體的意見和內心的聲音才是絕對可靠的。

暴飲暴食不能一再發生。十幾歲倒還好，但持續一星期吃得油膩的人，照理說仍是少數。

我們要讓身體巧妙取得平衡。昨天菜色油膩，今天就清淡一點。連吃了兩天肉，今天就換成魚。

別受外界的資訊擺布，忠於「內在的聲音」。不以點狀思維，而從線或面立體思考——要養成這樣的習慣。

與細菌或病毒共生——新生活方式建議

調整腸內環境以保健康的觀念受到矚目，「增加腸內好菌」的功效也廣為人知。其實皮膚上也有常駐菌，保護身體不受病原菌或其他壞菌侵害。以下就介紹兩個具代表性的例子。

第一種是「表皮葡萄球菌」。表皮葡萄球菌以汗水和皮脂為食，製造甘油或脂肪酸。脂肪酸會讓肌膚保持弱酸性，製造抗菌胜肽，防止金黃色葡萄球菌增殖。表皮葡萄球菌分泌的甘油，能夠維持皮膚保溼及其他屏障的功能，甚至還稱為「美肌菌」。

第二種是「金黃色葡萄球菌」，存在於皮膚表面。通常不會出問題，但是葡萄球菌的致病力高，要是對受了傷的皮膚置之不理，就會化膿及惡化。

這兩種常駐菌會在現存的各類菌種失去平衡時發展成皮膚問題，所以不讓表皮葡萄球菌減少就非常重要了。表皮葡萄球菌存在於最表面的角質層，千萬不要頻繁洗手硬性去除角質，或是一天用酒精消毒好幾次。

要維持表皮葡萄球菌的數量不致減少，就要防止致病性強的金黃色葡萄球菌繁殖，這在維持皮膚屏障功能的意義上相當重要。

沒錯，**與細菌或病毒共生的時代開始了**。

早在沒有藥物和疫苗的遠古以來，人類就是這樣倖存下來的。除非免疫力枯竭，否則我們就不會慘敗。

不是濫用藥物或疫苗壓制外敵，而是讓細菌或病毒進入身體解析一次，製造抗體。然後再鍛鍊出不會染上相同疾病的身體——那就是我們的「免疫力」。

為了讓這個機制確實發揮作用，就要不斷保養身心。我相信這就是未來時代的「新生活方式」。

加藤式

新生活方式

- ☑ 要記得做有點吃力的運動。
- ☑ 要食用動物性蛋白質充足的「肉」。
- ☑ 要食用完美的營養食品「蛋」。
- ☑ 小心不要除菌過頭。
- ☑ 一天泡一次充滿熱氣的澡。
- ☑ 先傾聽身體的聲音，別過度依賴藥物。
- ☑ 假如覺得身體狀況不佳就別硬撐，讓身體休息。
- ☑ 去泡溫泉。
- ☑ 總之就是要笑。
- ☑ 睡足七小時優質的睡眠。
- ☑ 忠於「內在的聲音」。

後記

感謝各位將這本書看到最後。

實際做過「肺部伸展操」之後覺得如何呢？

假如各位能將「肺部伸展操」納入每天的生活中，沒有比這更令人高興的事了。

老是關在家裡沒有活動身體的人，一直坐著的人，突然要活動身體或許會覺得吃力。不過這樣的人也要盡量加油，每天做一做「肺部伸展操」。

年紀愈大，每天日積月累的運動，就愈會在之後發揮作用。為了提升免疫力不生病，為了不靠柺杖用自己的腿健康行走，運動實在很重要。

然而，待在家裡的時候既沒什麼食慾，睡得也很淺吧？這是因為沒有活動身體，運動不足就是癥結所在。

照理說，藉由進行「肺部伸展操」，使用以往沒用到的肌肉，自然就會刺激食慾，酣然入眠。

其實我母親已經八十八歲，不過持續做了兩星期的「肺部伸展操」，身體狀況就逐漸改變。以前母親會說「睡不著」，後來她一覺到天亮，食量也增加了，還說什麼「想吃肉」。無論年紀多大，沒有必要因為「人已老了」而放棄。

不管什麼時候開始進行，只要做了就會回饋到肌肉上。就算讓現在的身體年輕十歲也絕非難事。我們要持之以恆，不要放棄。

二〇二〇年爆發未知病毒的大流行，這是前所未有的事件。

然而，或許這只是代表與病毒共存的時代要開始了。全球化下世界中的人不斷往返的現在，下一個大流行病什麼時候來都不奇怪。

為了度過這樣的時代，現在正是準備的時機，現在正是開始的時候。

從現在起要每天養成習慣做「肺部伸展操」，打造出充分發揮免疫力和自然治癒力的身體，讓你無論在什麼時代都可以充滿生氣，健康生活。

加藤雅俊

【參考文獻】

《不想變胖就鍛鍊肺部》加藤雅俊（日本文藝社）
《做十秒淋巴伸展操立刻瘦全身！》加藤雅俊（ＰＨＰ研究所）

i 健 康 0 5 6

一分鐘肺部伸展操：提升心肺功能、免疫力，預防肺炎！

肺炎で死にたくなければ朝 夜 1 分の「肺ストレッチ」で肺を鍛えなさい！

國家圖書館出版品預行編目 (CIP) 資料

一分鐘肺部伸展操 : 提升心肺功能、免疫力 , 預防肺炎 !/ 加藤雅俊著 ; 李友君譯 . -- 初版 . -- 臺北市 : 健行文化出版事業有限公司出版 : 九歌出版社有限公司發行 , 2021.11

面 ; 公分 . -- (i 健康 ; 56)

譯自 : 肺炎で死にたくなければ朝 . 夜 1 分の「肺ストレッチ」で肺を鍛えなさい !

ISBN 978-626-95026-4-6(平裝)

1. 肺臟疾病 2. 免疫力 3. 健康法

415.46 110015240

作 者── 加藤雅俊
譯 者── 李友君
責任編輯── 曾敏英
發 行 人── 蔡澤蘋
出 版── 健行文化出版事業有限公司
台北市 105 八德路 3 段 12 巷 57 弄 40 號
電話／ 02-25776564・傳真／ 02-25789205
郵政劃撥／ 0112263-4

九歌文學網 www.chiuko.com.tw

印 刷── 前進彩藝有限公司
法律顧問── 龍躍天律師 ・ 蕭雄淋律師 ・ 董安丹律師
初 版── 2021 年 11 月
定 價── 280 元
書 號── 0208056
I S B N ── 978-626-95026-4-6
（缺頁、破損或裝訂錯誤，請寄回本公司更換）